Horst Günther

Gesund durch den Umkehrfaktor

Horst Günther

Gesund durch den Umkehrfaktor

Base rein – Säure raus

- Abbildung Blasen-Meridian S. 24 aus G. Bachmann: Die Akupunktur – eine Ordnungstherapie, Bd. 2, Haug
- Abbildung S. 199 Rosa centifolia aus G. Pabst (Hg): Hermann Adolph Köhler: Koehler's Medizinal-Pflanzen in naturgetreuen Abbildungen mit kurz erläuterndem Texte. Band 1 Gera 1887
- alle anderen Bilder stammen vom Autor

Bibliografische Information der Deutschen Nationalbibliothek
Die Deutsche Nationalbibliothek verzeichnet diese Publikation in der Deutschen Nationalbibliografie; detaillierte bibliografische Daten sind im Internet über http://dnb.d-nb.de abrufbar.

Horst Günther
Gesund durch den Umkehrfaktor
Base rein – Säure raus

Berlin: Pro BUSINESS 2013

ISBN 978-3-86386-544-3

1. Auflage 2013

© 2013 by Pro BUSINESS GmbH
Schwedenstraße 14, 13357 Berlin
Alle Rechte vorbehalten.
Produktion und Herstellung: Pro BUSINESS GmbH
Gedruckt auf alterungsbeständigem Papier
Printed in Germany
www.book-on-demand.de

Verantwortlich für den Inhalt dieses Buches ist der Autor.
Der Verlag übernimmt keine Haftung für die Richtigkeit.

Inhaltsverzeichnis

Vorwort 7

Die Urkunde 10

Es ging um Leben und Tod 134

Tipps aus der Praxis 150

Sauerstoff und Ausleiten 154

Die Basenspritze 160

Gesunde Ernährungsweise 169

Die Politik und das marode Gesundheitssystem 182

Literatur 201

Vorwort

Sie haben ein sehr wichtiges Buch erworben, denn es geht um Ihre Gesundheit, ihr höchstes Gut!

In der Hauptsache geht es um die **Basenspritze**, meine Idee. Ja, bis jetzt wird diese in Deutschland, wahrscheinlich in der ganzen Welt, nicht in dieser Weise durchgeführt:

- Natriumhydrogencarbonat
- Kalium
- Calcium
- Magnesium
- für die Krankheit des Patienten passende homöopathische Ampullen, z. B. Nieren, Leber – Echinacea-Ampullen oder Folsäure, Procain u. a.

Ich bin darauf gekommen, da ich festgestellt habe, dass fast alle Krankheiten durch eine Azidose entstehen. Die Schulmedizin behandelt in der Regel die Symptome. Wenn man aber die Säuren im Körper über die Vene abpuffert, wird die Krankheit kausal (an der Wurzel) behandelt.

Die **Basenspritze** ist eine Gesundheitsrevolution.

Die Naturheilkunde hat zwar Basentabletten und -pulver. Fast jede Natur-Pharmazie-Industrie stellt diese her – doch man müsste eine mindestens zehnmal größere Menge an Basentabletten oder -pulver einnehmen, um etwas Erfolg zu haben. Und das führt zum wässrigen Durchfall, den niemand haben will.

So ist die **Basenspritze** die Alternative!

Ich möchte nicht, dass meine Idee in Vergessenheit gerät: deshalb dieses Buch.

Jetzt müssen Sie sich einen Behandler suchen, der bei Ihnen diese Therapie durchführt. Am ehesten wird dies ein Heilpraktiker oder eine Heilpraktikerin sein, die dieses praktizieren.

Eventuell haben Sie auch einen Arzt oder eine Ärztin Ihres Vertrauens, den Sie anhand dieses Buches überzeugen können, die **Basenspritze** bei Ihnen anzuwenden, dann haben Sie ein Leben ohne Schmerzen, ohne Allergien, ohne Neurodermitis usw.

Die Erfahrung hat gezeigt, dass in der Regel schon ein bis drei Behandlungen mit der **Basenspritze** genügen, um Schmerzfreiheit zu erreichen.

Die Basenspritze ist Zukunft!

Dieses Buch habe ich nicht ausschließlich für Leser aus den medizinischen Berufen geschrieben. Es ist vielmehr für jeden Bürger gedacht, ob krank oder gesund.

Das Buch sollte wie ein Gesangbuch oder Katechismus bzw. Bibel oder Koran in jedem Haushalt vorhanden sein.

Sicher haben viele Menschen die Erfahrung gemacht, wie wichtig es ist, wenn alle Familienmitglieder gesund sind.

Es geht also nicht um das Seelenheil, sondern um die Gesundheit, das höchste Gut des Menschen.

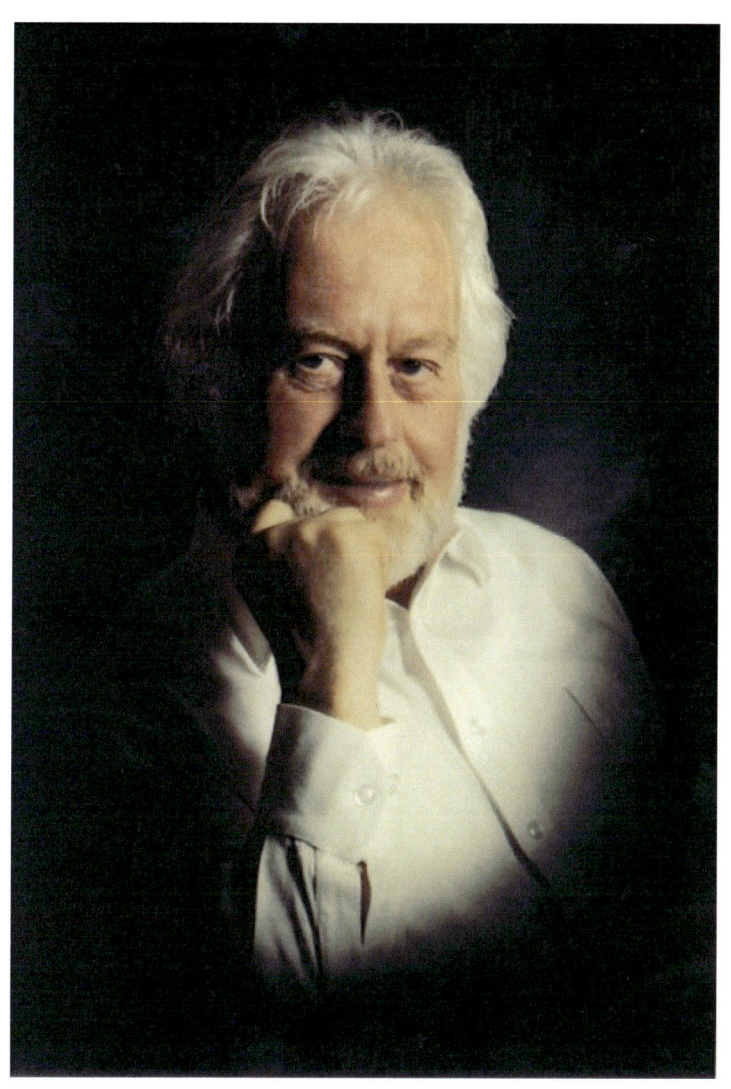

Die Urkunde

Es war Anfang November 1977 und ein noch sehr sonniger Tag, als die Urkunde morgens eintraf.

Der Tag wurde noch strahlender, denn jetzt konnte ich den Beruf Heilpraktiker ausüben. Doch es standen mir keine Praxisräume zur Verfügung.

Die Lokalität war zwar ausgesucht und zugesagt, aber noch waren die Angestellten einer Großhandelsfirma in diesen Räumen. Ein Neubau in Osnabrück-Fledder war noch nicht fertiggestellt, sodass die Leute nicht umziehen konnten.

Hausbesuche – Neuralgische Schmerzen bei einem 90-jährigen Mann

Es ergab sich, dass ein Mann aus Osnabrück-Sutthausen von meinem neuen Beruf erfahren hatte. Er sprach mich an, ob ich ihn behandeln könnte.

Ich sagte: „Ich habe noch keine Praxisräume." Er fragte: „Machen Sie denn keine Hausbesuche?" „Doch", sagte ich. Wir vereinbarten einen Termin.

Ich packte Lampe, Lupe, Blutdruckgerät sowie die Notfallapotheke zusammen und zog los.

Die Untersuchung ergab neuralgische Beschwerden. Ich schlug eine Neuraltherapie vor. Das Procain injizierte ich mit einer 20er-Kanüle in die Schmerzbereiche. Die Schmerzen ließen nach. Es wurden daraufhin weitere Behandlungen vereinbart.

Nach einigen Wochen bekam ich von der Cousine dieses Patienten den Auftrag, den Vater zu behandeln. Demnach musste der Vetter mit seinem Befinden zufrieden sein.

Ich fuhr also zu der beschriebenen Adresse. Als ich das Schlafzimmer betrat, stand ich vor einem großen, stabilen eichenen Bett. Ein hohes Federbett bedeckte den kranken Mann, sodass ich sein Gesicht zunächst überhaupt nicht entdecken konnte. Ich trat deshalb an die Seite des Bettes und sah einen fast 90-jährigen Mann, der am ganzen Leibe zitterte.

Intuitiv holte ich aus meiner Nottasche eine Mischampulle von Steigerwald. Ich zog eine Ampulle Influex und Eukalisan in der Spritze auf und deponierte sie in seinem Gesäßmuskel. Das Zittern verringerte sich bald, aber nicht zur Gänze, sodass ich mich zu einer zweiten Injektion entschloss. Danach hörte das Zittern ganz auf. Ich besprach mit der Tochter, dass ich noch 30 Minuten warten würde, um den weiteren Verlauf zu beobachten. Da „Opa" sehr ruhig war, konnte ich nach dieser Zeitspanne das Haus mit dem Versprechen, am nächsten Morgen noch einmal vorbeizuschauen, verlassen.

Der nächste Tag war erfreulich. Die Tochter sagte: „Mein Vater hat nach einem kräftigen Frühstück verlangt, er sagte, er habe Hunger!"

Herrichtung der Praxisräume

Nach einigen Monaten hatten die Angestellten der Großhandelsfirma meine zukünftigen Praxisräumen geräumt und ihre Büroräume im Fledder bezogen.

Nun hieß es für mich, handwerklich zu arbeiten.

Ich entfernte den alten durchgetretenen Teppichboden.

Eine Tür musste durch die Wand gebrochen werden.

Eine Wand musste gemauert werden – gut, dass ich den Maurern zugeschaut hatte, so konnte ich die Mauer selbst hochziehen.

Die größte Schwierigkeit war das Stemmen durch den Fußboden – nur mit Hammer und Meißel! Ich stellte fest, dass die Decke mit Hüttenzement erstellt worden war; dieser wird von Jahr zu Jahr härter! Von einem mir bekannten Maurermeister lieh ich mir einen Presslufthammer aus – nur damit ging es besser –, um das Loch für den Zu- und Abfluss des Waschbeckens in die Betondecke zu bekommen.

Ein Handwerker der Handelsfirma legte die Rohre und das Waschbecken an. Drei Türen wurden von der Lieferfirma eingesetzt. Die

Trennwände für die drei Kabinen montierte ein Tischlermeister. Ein verwandter Maler tapezierte und verrichtete die Malerarbeiten.

Eröffnungstag

Am Eröffnungstag kam die Tochter des Vaters, den ich zu Hause behandelt hatte.

Sie litt an Erschöpfungszuständen und Muskelproblemen am Halswirbel. Sie bekam Nieren- und Leberpräparate zur Entgiftung und Neuraltherapie an der Halswirbelsäule.

Diese Frau kam immer wieder, wenn sie Beschwerden hatte.

Rückenprobleme und Trigeminusneuralgie

Es meldete sich eine ältere Dame, eine Pensionärin. Sie hatte Rückenprobleme. Sie erhielt Neuraltherapie und Schröpfglocken.

Sie ist jahrelang sporadisch gekommen. Durch die späteren Infusionen wurden die Intervalle der Beschwerdefreiheit größer. Sie kam immer dann wieder in die Sprechstunde, wenn die Beschwerden sehr zugenommen hatten. Auf meinen Vorschlag, doch zu kommen, bevor die Schmerzen und Beschwerden unerträglich geworden waren und sie Stein und Bein klagte, ging sie nicht ein. Sie meinte: „Man geht doch dann zum Arzt, wenn man Beschwerden hat!" Von Prophylaxe hielt sie nichts.

Dann kann ich mich an einen männlichen Patienten mit Trigeminusneuralgie erinnern. Ich habe ihn drei- bis viermal genadelt (Akupunktur) und er wurde schmerzfrei.

Bei einem späteren Fall mit Trigeminus und gleicher Akupunktur blieb ich erfolglos.

Delirium (Verwirrtheitszustand)

Inzwischen waren Wochen vergangen – meist kamen Schmerzpatienten, die ich mit Akupunktur oder Neuraltherapie behandelte. An diese sogenannten normalen Fälle erinnert man sich später nicht mehr so genau.

Dann kam wieder einmal die Tochter des 90-jährigen Mannes und brachte diesen mit. Sie berichtete, ihr Vater sei durcheinander – er würde sich früh morgens schon vollständig anziehen und mit Mantel und Zylinder im Zimmer stehen, ohne überhaupt erst gefrühstückt zu haben.

Im „Bachmann" (Fachbuch für Akupunktur) habe ich die Punkte herausgesucht und genadelt:

>Commotio cerebri
>
>Wundergefäß
>
>BL 62
>
>TOU MO 3
>
>TOU MO 11
>
>TOU MO 19
>
>P. a. d. M. 1

Es war ein voller Erfolg. Der Großvater war wieder klar im Kopf, und das schlug ein wie eine Bombe! Die Tochter, Angestellte bei der Sparkasse, erzählte es den Kolleginnen, Verwandten und Bekannten.

Sterilität

Und dann strömten die Patienten in die Praxis. An einige kann ich mich erinnern, z. B. an weibliche Zwillinge – beide mit Muskelverspannungen.

Ein Zwilling hatte ein Kind, aber bei der anderen wollte es nicht klappen. Nach dem dritten Besuch nahm sie sich ein Herz und berichtete darüber. Die Untersuchungen bei ihr hätten ergeben, dass alles in Ordnung sei. Ihr Mann sollte in die Klinik zur Untersuchung kommen. Er sei auch hingegangen und habe die für ihn sehr peinlichen Untersuchungen über sich ergehen lassen.

Das Ergebnis war: etwas weniger Spermien (25 %) als normal. Hierin sah die Schulmedizin den Grund der Sterilität.

Ich gab der Patientin zu verstehen, dass man doch nicht glauben sollte, dass die Minderzahl eines gesunden Spermas die Ursache sei. Aus Spaß sagte ich: „Wenn es nur zehn Spermien sind und neun machen dem ersten Sperma Beine, dann wird es sich auch beeilen, als Erstes da zu sein."

Wir haben dann mit der Akupunktur begonnen. Die ersten drei Sitzungen über die Mitte

Schleuse M 30, KG 12, Di 4/Mitte KG 3, KG 6, KG 12 (Schleuse), KG 14, M 19, M 25, Le 14 als Energieausgleich. Die nächsten Sitzungen nach Bachmann „Sterilität". Bei der 11. und 12. Sitzung gab ich noch eine Injektion mit Latensin. Eine Paratuberkulose soll Sterilität auslösen und Latensin soll gegen die Paratuberkulose wirken.

Die Patientin kam weiterhin jede Woche zur Akupunktur. Immer wieder meine Frage: „Immer noch nichts?" Bei der 20. Akupunktursitzung wischte ich mir mit dem Handrücken den Schweiß von der Stirn und sagte: „Irgendetwas stimmt hier nicht – haben Sie eine Pilzerkrankung?" Sie antwortete: „Früher hatte ich mal eine, ob ich jetzt eine habe, weiß ich nicht." Wir vereinbarten, dass sie sich beim Frauenarzt untersuchen lassen und danach wieder bei mir vorsprechen sollte. Nach mehreren Wochen meldete sie sich nach geheilter Pilzerkrankung zurück.

Wir begannen wieder dreimal über die Mitte zu akupunktieren. Nach zehn Akupunkturen bei der der 11. und 12. wieder mit der Latensin-Injektion. Nach etwa drei Wochen kam die Nachricht: Die Behandlung war erfolgreich, Schwangerschaft durch Frauenarzt bestätigt. Nach neun Monaten wurde eine Tochter geboren.

Wie ich im Fernsehen hörte, erhält der Erfinder des Retortenbabys einen Nobelpreis.

Die einfache Lösung mit der Akupunktur ist nicht spektakulär genug für einen Nobelpreis. Diese Methode ist aber wesentlich preisgünstiger bei gleichem Erfolg. Sie hilft auf natürliche Art und stößt beim Vatikan nicht auf Widerspruch, so wie es die Retorte tut.

Wie es der Zufall will, meldete sich bald eine weitere Frau mit Sterilität aus dem westlichen Landkreis. Als Erstes war meine Frage:

„Haben Sie auch keine Pilzkrankheit?" Da dies verneint wurde, konnte mit der Akupunktur begonnen werden.

Angefangen wurde mit dreimal über die Mitte zehn Akupunkturen nach Bachmann. Bei der 11. und 12. Akupunktur wurden zusätzlich Latensin-Injektionen eingesetzt, um eine etwaige Paratuberkulose zu beeinflussen.

Die Behandlung war erfolgreich – es wurde ein Mädchen geboren.

Nach 1 ½ Jahren kam die Frau wieder und sagte, dass sie ein zweites Kind wolle.

Also hielt die Therapie nicht für alle Zeiten, sondern es musste für jede Schwangerschaft neu akupunktiert werden.

Die Behandlung war nach 12 Sitzungen erfolgreich – es wurde ein Junge geboren.

Die naturheilkundlichen Kosten für eine Schwangerschaftsbehandlung betragen etwa 400 bis 500 Euro. Was kosten demgegenüber eine künstliche Befruchtung oder eine Leihmutter? Ich schätze 10.000 Euro. Diese hohen Kosten bleiben bei der natürlichen Methode aus. Man kann also viel Geld sparen.

Und am Rande: Bei der natürlichen Befruchtung weiß man garantiert, wer der Vater ist – es gibt keine Verwechslung der Spermien, wie es im Depot möglich sein könnte.

Es gibt eine Nachricht von ntv vom 16.11.2010. Danach werden 10.000 künstliche Befruchtungen pro Jahr durchgeführt. Welch eine Ersparnis hätten die Krankenkassen, wenn sie sich einmal um die oben aufgeführte Therapie kümmern würden. Oder ist es denen egal, da die Kosten auf alle Mitglieder abgewälzt werden?

Antibabypille – Chemische Mittel zur Verhütung

Ich hörte von meiner Enkelin, dass sie vom Arzt die falschen Antibabypillen verordnet bekommen hatte. Sie enthielten zu viel Testosteron. Deswegen klappte es nicht mit dem Kinderwunsch.

Nun bekam sie von einem anderen Arzt Hormone, die das Gegenteil, nämlich viele Östrogene, enthielten. Danach ging es ihr schlecht und es war auch kein Erfolg bezüglich Schwangerschaft.

Danach wechselte sie zu einer Frauenärztin, die sagte: Alles weglassen!

Ich kann nur empfehlen, zur Verhütung von der Antibabypille auf ein chemisches Mittel umzusteigen, z. B. Patentex-Zäpfchen. Die sorgen für einen saureren Wert in der Vagina, sodass die Spermien nicht lebensfähig sind.

Brustkrebs

Eine Frau aus Halle in Westfalen kam zu mir mit Brustkrebs. Der linke Arm war bereits sehr geschwollen, also Übergang auf die Lymphe.

Ich riet ihr dringend zur Operation.

Sie meinte, ich möge sie behandeln, damit sie nicht mehr so erschöpft sei. Sie erhielt von mir zwei Ampullen Calcium 10 %, Vitamin C 1000 mg und zwei Ampullen Echinacin intravenös.

Als sie nach einigen Tagen wiederkam, sprach ich sie erst einmal auf die angeratene Operation an. Sie sagte: „Ich will es meinem Freund nicht antun, eine Frau mit einer amputierten Brust zu haben." Ich machte ihr klar, wenn sie sich nicht operieren ließe, würde das ihren Tod bedeuten. Sie sagte, sie wolle lieber sterben.

Darauf erwiderte ich: „Dann müssen Sie mir das aber unterschreiben, denn sonst komme ich in Teufels Küche." Ich setzte ein entsprechendes Schreiben auf, das sie auch unterschrieb.

Im Verlauf der weiteren Behandlungen sagte sie, sie habe immer gerne Fisch in Dosen gegessen – ob ihr Brustkrebs daher rühren könnte. Meine Antwort war: „Einseitige Ernährung ist immer schlecht."

Eines Tages kam die Patientin nicht mehr zur Behandlung. Später erhielt ich von einer Bekannten der Frau die Nachricht, dass sie verstorben war.

Basentherapie statt Chemotherapie?

Heute ist die Schulmedizin Gott sei Dank so weit, dass sie Implantate einfügt oder aus eigenem Gewebe eine Brust formt. Leider kam dieser Fortschritt für meine Patientin zu spät.

Zufälligerweise traf ich mit einem Arzt, der Brustformungen vornimmt, zusammen. Er erzählte mir von einer Patientin, die sich auch nicht habe operieren lassen wollen und die gemeint habe, ihren Brustkrebs mit biologischen Mitteln besiegen zu können. Als er sagte, sie habe gute Croissants gemacht, da wusste ich, dass sie Konditorin war und dass ich sie auch kannte.

Sie war seinerzeit mit den Worten zu mir gekommen: „Ich war bei einem Heilpraktiker, der eine Chiropraxis hat. Er ist aber verstorben. Von ihm habe ich eine Mischinjektion Influex – Eukalisan erhalten. Wenn Sie auch so etwas anwenden, so möchte ich dies auch von Ihnen haben." Sie war sehr bestimmt und ließ sich auf keine weiteren Diskussionen bezüglich Untersuchung oder anderer Therapieformen ein. Später habe ich erfahren, dass auch sie Brustkrebs hatte und daran gestorben ist.

Ich möchte also ausdrücklich davor warnen, bei Krebs mit biologischen Verfahren zu experimentieren. Eine frühzeitige Operation ist die einzige lebensverlängernde Möglichkeit.

Nach der Operation sollten eine basische Ernährung und eine basische Therapie durchgeführt werden, denn man weiß, dass Krebs im sauren Milieu entsteht und Basen eine Milieuverbesserung bringen. Dadurch können Metastasen gehemmt werden.

Basische Therapie heißt: Abpuffern der Säuren über die Vene, damit eine Basenflut entsteht.

Auf diese Therapie bin ich im Laufe meiner Tätigkeit aufgrund der Erfahrung gekommen.

Wenn die Schulmedizin statt einer Chemotherapie, die durch Zellverfall ansäuert (deshalb fühlen sich die Patienten schlecht mit Übelkeit und Erbrechen), die Säuren abpuffern würde, wären die Heilerfolge sicher größer. Hier ist Umdenken gefragt.

Köhlers Therapeuten-Service zum Thema Krebs

„Konventionelle Krebstherapie in der Sackgasse?" titelte Köhlers Therapeuten-Service in den Informationen für die tägliche Praxis Nummer 12. Möglichkeiten und Grenzen der biologisch alternativen Krebstherapie werden beleuchtet.

Auch die Forschung ist darauf gekommen, dass die basische Ernährung mit reichlich Gemüse und Obst Krebsfälle vermeidbar macht.

Wenn Krebs – wie auch die meisten Erkrankungen – im sauren Milieu entsteht, kann Chemotherapie nicht helfen, denn durch mehr Zellzerfall kommt es zu mehr Ansäuerung. Da muss die **Basenspritze** her, damit das Interstitium (Zwischenraum zwischen Organen und Geweben- Bindegewebe) basisch wird und die Abwehrkraft gestärkt wird.

Durch Ernährung vermeidbare Krebsfälle

Werden die Empfehlungen des Weltkrebsforschungsfonds und des Amerikanischen Krebsforschungsinstituts eingehalten, sind in Deutschland mindestens 80.000 Krebsfälle jährlich zu vermeiden. Dies schätzen Epidemiologen des Deutschen Instituts für Ernährungsforschung auf der Basis von Daten aus dem Jahr 1997.

Der Rat

- reichlich Gemüse und Obst, und zwar mindestens drei Portionen Gemüse von insgesamt rund 400 g und zwei Portionen Obst von zusammen 300 g täglich
- das Gewicht im Normalbereich halten (BMI zwischen 19 und 25)
- regelmäßig Sport treiben
- Alkohol, wenn überhaupt, nur moderat konsumieren
- wenig Salz, wenig tierische Fette
- Lebensmittel schonend zubereiten und hygienisch aufbewahren
- nicht rauchen

38 % der Bevölkerung erkranken an Krebs

Bessere Lebensumstände und Hygiene, Impfstoffe und Antibiotika haben in den vergangenen 20 Jahren die Infektionskrankheiten zurückgedrängt. Auch neue Medikamente, Operationstechniken und medizinische Geräte tragen dazu bei, dass wir immer älter werden. Dieser Fortschritt der Medizin kann sicher ein frühes Sterben verhindern, den Alterungsprozess jedoch nicht aufhalten.

Trotz dieser Fortschritte sind wir gerade in den späteren Lebensjahren nicht gegen Krankheiten gefeit. Herz-Kreislauf-Erkrankungen, Schlaganfall, Diabetes, Alzheimer und Krebs gehören immer noch zu den nicht besiegten Krankheiten.

Ebenso ist der Kampf gegen die Infektionskrankheiten noch nicht gewonnen. Immer neue Erreger tauchen auf, unbekannte Keime mutieren und immer häufiger werden Bakterien resistent gegen Antibiotika.

Etwa zwei Drittel aller bekannten Krankheiten sind noch immer nicht ursächlich behandelbar. Todesursache Nummer 1 in Deutschland sind weiterhin die Herz-Kreislauf-Erkrankungen, dicht gefolgt von den Krebserkrankungen.

Die Zahl der bösartigen Tumore nimmt stetig zu. 38 % der Bevölkerung erkranken an Krebs.

Zweifel am Nutzen der Chemotherapie

Mittlerweile bezweifeln Schulmediziner den Nutzen der Chemotherapie bei den sogenannten soliden Tumoren. Im Spiegel war 2004 unter dem Titel „Giftkur ohne Nutzen" ein aufschlussreicher Artikel zu lesen, in dem sich renommierte Mediziner zu Wort meldeten. Der Chefepidemiologe der MU München, Prof. Hölzel, veröffentlichte 2004 und 2005 ernüchternde Ergebnisse der Chemotherapie bei soliden malignen Tumoren. Danach sind die Überlebenschancen der Patienten mit malignen Tumoren von Prostata, Lunge, Mamma und Darm in den letzten 20 Jahren gleich geblieben. Hölzel befürchtete, dass die systematische Ausweitung der Chemotherapie gerade bei Brustkrebs für den Rückgang der Überlebensrate verantwortlich sein könnte.

Das Deutsche Ärzteblatt berichtete im vergangenen Jahr über keine Therapieerfolge bei metastasierenden Mammakarzinomen. Die Ergebnisse seien schlechter als 1978 bis 1986!

Der Leiter der Gynäkologie der Städtischen Kliniken Düsseldorf, Jäger, äußerte sich zum Thema Überlebensraten mit fortgeschrittenem Brustkrebs: „Es gab und gibt keine Erfolge. Da werden riesige Mengen von Frauen behandelt, ohne dass ein Nutzen tatsächlich bewiesen werde. Wenn sie das den Patienten tatsächlich sagen, die verzweifeln ja total."

Nachdenklich stimmen sollte uns die Einstellung einer zunehmenden Zahl von Ärztinnen: „An mir würde ich eine solche Therapie nicht vornehmen lassen." Der renommierte Epidemiologe der Uni Heidelberg, Abel, stellte bereits 1995 fest, dass bei den meisten Organkrebsen keinerlei Belege dafür existieren, dass die Chemotherapie, speziell auch die immer mehr um sich greifende Hochdosistherapie, die Lebenserwartung verlängert oder die Lebensqualität verbessert. Prof. Hölzel fordert saubere Belege statt Trickforschung.

1,7 Millionen Tote! Die häufigsten Krebsarten in Europa

Die Zahl der neu entdeckten Krebserkrankungen in Europa ist deutlich gestiegen: Nach einer Studie des internationalen Krebsforschungszentrums IARC wurden 2006 in Europa 3,2 Millionen neue Fälle festgestellt – 300.000 mehr als 2004. 1,7 Millionen Menschen starben an Krebs. Die fünf häufigsten Krebsarten:

Männer

1. Prostata	301.500	(24,1 %)
2. Lunge	194.400	(15,5 %)
3. Darm	163.100	(13,0 %)
4. Blase	82.800	(6,6 %)
5. Mund/Speiseröhre	54.500	(4,4 %)

Frauen

1. Brust	319.900	(30,9 %)
2. Darm	134.000	(12,9 %)
3. Gebärmutter	82.500	(8,0 %)
4. Lunge	71.200	(6,9 %)

Assistenten

Vom Landesverband wurde ich gefragt, ob ich Assistenten ausbilden würde. Ein Bewerber aus Bielefeld habe Interesse. Ich habe gesagt, er solle vorbeikommen.

Er war von Beruf Computerfachmann und wollte jetzt umschulen, denn die Apparate seien ja dumm und würden nur das machen, was man eingebe. Da sei ihm das Arbeiten am Menschen lieber. Er hatte sich bald gut eingearbeitet und die Patienten mochten ihn auch.

Besonders viel Spaß hatte er an der Durchführung der hämolytischen Oxidationstherapie (Blutwäsche). Somit hatte ich auch eine gute Entlastung.

Eines Tages fragte er, ob er nicht bei mir einsteigen könne und wir die Praxis gemeinsam betreiben könnten.

Ich bedeutete ihm: „Liebend gern bei der guten Zusammenarbeit und dem Spaß, den wir gelegentlich auch noch haben, aber dann müssen wir den Gewinn teilen, und so ist für Urlaub im Ausland kein Geld mehr vorhanden."

Ich sagte ihm, dass er mit seinem Können auch in Bielefeld eine gut gehende Praxis haben würde. Er blieb noch sechs Wochen über das vereinbarte halbe Jahr hinaus.

Er hatte bald nicht nur eine gut gehende Praxis, sondern war noch im Landesverband und als Prüfer für die Eignung von Heilpraktiker-Bewerbern tätig.

Danach bekam ich einen neuen Assistenten; er war noch sehr jung und großspurig. Er wollte Chiropraktik anwenden und mit einer 20er Spritze quaddeln.

Als Erstes sagte ich ihm, er solle sich nicht unterstehen und einen Patienten zwecks Chiropraktik anfassen.

Das hatte er wohl nach einigen Wochen vergessen. Ich war in der zweiten Kabine und hörte ein Getuschel in der ersten Kabine.

Ich ging flugs nach nebenan, um zu schauen, was da los war. Da wollte der Assistent einen 75-jährigen Mann einrenken – ich kam gerade noch rechtzeitig, um das zu vereiteln.

Ich arbeitete anfangs auch chiropraktisch, aber einem 75-jährigen Mann wollte ich nicht die Knochen brechen. Ich habe den Patienten dann zu einem Kollegen geschickt, der nur Chiropraktik ausübte. Der hat sich (als ausgesprochener Fachmann auf dem Gebiet) aber auch nicht an den alten Mann herangewagt. Er hat ihn nicht eingerenkt, sondern den Rücken mit Procain gequaddelt.

Nach sechs Wochen meinte der Assistent, genug zu können. Er verabschiedete sich.

Anschließend meldete sich eine Assistentin, die Psychologin und Heilpraktikerin war.

Sie wollte bei mir assistieren; ihr Freund war bei einem Kollegen in Bad Laer als Assistent.

Sie kam bei den Patienten nicht gut an. Man merkte, dass die Patienten kein Vertrauen hatten und sich nicht von ihr behandeln lassen wollten.

Eines Tages fragte sie, ob sie wohl meine Akupunkturkartei zum Abschreiben mitnehmen dürfte. Ich hatte nichts dagegen.

Nachdem sie die Abschrift vorgenommen hatte, kündigte sie nach sechs Wochen.

Ich sagte ihr: „Jetzt weiß ich auch, warum Sie es so eilig hatten mit der Abschrift."

Auch sie meinte, in sechs Wochen genug gelernt zu haben.

Später bekam ich vom Arbeitsamt eine Nachricht, derzufolge sie einen Antrag auf Unterstützung gestellt hatte.

Nicht jede Heilpraktikerin und nicht jeder Heilpraktiker hat nach der erfolgreichen Überprüfung die Eignung zum Heilberuf. Es gehört mehr dazu!

Nach den Reinfällen mit den letzten beiden Assistenzbewerbern hatte ich die Nase voll und bildete niemanden mehr aus.

Kein Bandscheibenprolaps, sondern Lebererkrankung

Es kam eine junge Frau (ca. 28 Jahre) in meine Praxis und klagte über Rückenschmerzen.

Ich führte eine Irisdiagnose durch und stellte fest, dass eine Leberinsuffizienz (Eingeschränkte Funktionsfähigkeit) bestand. In dem Lebersektor der Iris waren ein Defektzeichen und eine deutliche bräunliche Verfärbung zu sehen.

Sie sagte, sie sei an den Bandscheiben operiert worden, aber es tue immer noch weh. In der Kabine ließ ich mir den Rücken zeigen – die Operationsnarbe war im Sakralbereich; die Schmerzen aber zwischen den Schulterblättern, also in einem Abstand von fast einem halben Meter. Da fragte ich sie: „Wie soll eine Operation unten helfen, wenn Sie die Schmerzen da oben im Rücken haben?"

Als Akupunkteur erkannte ich den Zusammenhang der Lebererkrankung und des Zustimmungspunkts der Leber. Ich setzte je eine Silbernadel in den Punkt Blase 18 und die Schmerzen ließen spontan nach. Als ich die Nadeln nach 15 Minuten ziehen wollte, ließen sie sich nicht entfernen – es entstand das typische Zeltdach, d. h. die Haut klebte förmlich an der Nadel. Ein sicheres Zeichen, dass der Körper an der Stelle noch nicht entkrampft war. Nach weiteren 15 Minuten, also insgesamt 30 Minuten, das gleiche Bild. Da ich der Ansicht war, dass sich die Nadeln auch nicht nach Stunden lösen lassen würden, entschloss ich mich, an diesen Stellen Procain zu spritzen. Und siehe da: Ich konnte die Nadeln problemlos entfernen.

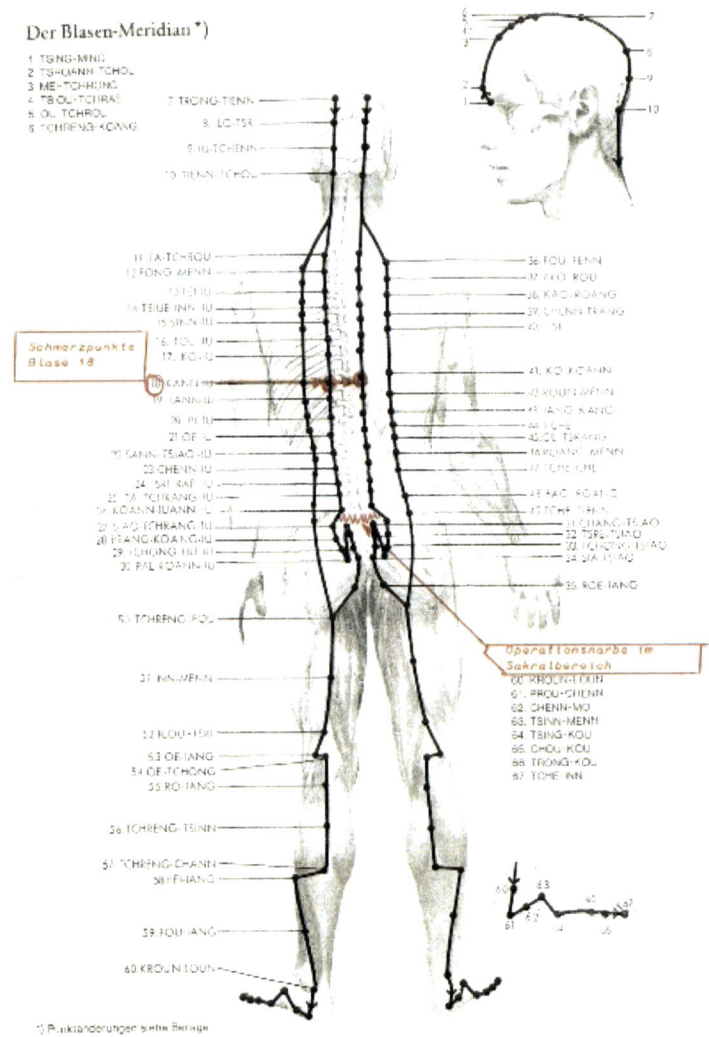

Abbildung: Blasenmeridian

Die Patientin bekam noch folgende Lebertropfen verordnet:

- Carduus Marianus Similiaplex, Quassia Similiaplex (3 x 5 Tropfen in Wasser oder Kräutertee zu nehmen).

Als sich die Patientin nach einer Woche vorstellte, war sie beschwerdefrei. Wegen des Defektzeichens im Lebersektor empfahl ich der Patientin, die Tropfen lebenslang zu nehmen, damit sie künftig keine Schmerzen mehr im Rücken oder in der Bandscheibe bekäme. Da sich die Patientin nie wieder vorgestellt hat, kann von einer dauerhaften Heilung ausgegangen werden.

Die Behandlungskosten beliefen sich auf 30 DM (15 €). Kein Preis im Verhältnis zu den Operationskosten! Eine Operation, die völlig unnötig war, und nur die Kasse des Krankenhauses gefüllt und die der Krankenkasse geleert hat!

Hausbesuch in Osnabrück-Haste

Bei einer netten Familie in Osnabrück-Haste musste ich Hausbesuche machen, da die Mutter, eine Witwe, bettlägerig war.

Der Mann war Förster gewesen und der Sohn, von Beruf Tischler, sammelte im Herbst die jungen Igel auf. So besichtigte ich diese Tiere natürlich auch im Keller.

Der Tischler hatte wunderschöne große Kisten gezimmert, in denen sich die Igel wie in einem Schloss vorkommen mussten.

Ich habe die Mutter mehrere Jahre mittels Neuraltherapie und Akupunktur behandelt.

Es war ein freundschaftliches Verhältnis geworden.

Sekundenphänomen

Eines frühen Morgens – ich hatte meine Sachen noch gar nicht richtig ausgepackt – spazierte eine Dame mittleren Alters in meine Sprechstunde.

Sie sagte: „Ich habe auf Ihrem Praxisschild gelesen, dass Sie Neuraltherapie anbieten. Ich war bei den bekannten Neuraltherapeuten Gebrüder Huneke beschäftigt. Nun habe ich nach der Extraktion des Backenzahns hier rechts an der Schulter ein Schulter-Arm-Syndrom."

Sie zeigte mir die Zahnlücke.

Ich habe dann Procain aufgezogen und mittels einer Dentalkanüle die betreffende Stelle angespritzt. Und siehe da, die Schmerzen waren weg – das nennt man ein Sekundenphänomen.

Das hätte ich mir auch bei vielen anderen Patienten gewünscht! Wie viele Störfelder und Narben habe ich an- oder unterspritzt – die Erfolge waren mäßig und nur selten zeigte sich ein Sekundenphänomen.

Die Frau ist zweimal in größeren Abständen wiedergekommen und war beim letzten Mal dauerhaft schmerzfrei.

Blähungen

Ein Ehepaar kam in die Praxis und klagte, sie hätten so viele Blähungen. Ich stellte in der Untersuchung fest, dass sie einen Zwerchfellhochstand hatten. Da sonst keine Beschwerden vorlagen, verordnete ich Fidozon. Als sie dieses eine Woche eingenommen hatten, besuchten sie mich wieder.

Der Mann sagte: „Das ist ja ein Teufelszeug, was sie uns da verordnet haben! Seitdem haben wir überhaupt keine Beschwerden mehr und fühlen uns frischer als vorher."

Leider wird Fidozon nicht mehr hergestellt und man kann heute nicht mehr darüber verfügen. So ist es mit vielen guten Arzneimitteln aus der Naturheilkunde.

Rutengänger

Was tut man nicht alles, um seine Patienten gesund zu bekommen! Man holt sogar einen Rutengänger in die Praxis.

Da wurden die Schlafplätze der Patienten verändert oder Gleichrichter aufgestellt. Es gab zwei vage Fälle, bei denen ein Erfolg bei Veränderung des Schlafplatzes festgestellt wurde.

Erster Fall: Ein Bauer sagte, er habe sich gewundert, dass die Bullen in einem Teil des Stalles immer unruhig gewesen seien. Nachdem sie in andere Ställe gekommen waren, sei das vorbei gewesen.

Zweiter Fall: Ein Sportlehrer hatte Beschwerden – ich behandelte ihn mit Procain. Er kam nach kurzer Zeit mit Schmerzen wieder. Ich sagte ihm: „Irgendetwas stimmt hier nicht." Er antwortete, er habe Spagat gemacht. Darauf sagte ich: „Sie sind so jung, davon können Sie keine Schmerzen bekommen haben. Lassen Sie uns Ihren Schlafplatz austesten."

Er lag auf einer Wasserader. Der Schlafplatz wurde gewechselt und eine weitere Behandlung durchgeführt.

Da er sich nie wieder gemeldet hat, dürfte in diesem Fall der Schlafplatz eine Rolle gespielt haben. Oder hat er keinen Spagat mehr gemacht?

Dritter Fall: Im westlichen Ortsteil von Osnabrück hatte eine Frau ihr Haus verkauft, da ihre beiden Ehemänner an Nierenversagen gestorben waren. Rutengänger hatten ihr gesagt, die Männer seien aufgrund von Wasseradern verstorben.

Die Nachmieter haben dann über 40 Jahre in dem Haus gewohnt.

Meine über 30-jährige Erfahrung lässt mich zu dem Schluss kommen, dass die Ernährung eine viel größere Rolle spielt als Wasseradern und Strahlengitter. Unser Organismus hat sich auf diese Strahlen eingestellt wie auch auf die, die von TV, PC und Handy ausgehen.

Ich liege auch auf einer Wasserader – das Haus lässt sich nicht verschieben, das Bett auch nicht. Ich ertrage die Strahlung schon etwa 20 Jahre. Bei einer bis zu 90 % basischen Ernährung und Abpuffern der Säuren geht es mir in meinem hohen Alter recht gut.

Fiebertherapie

Ein Mann aus dem Raum Bünde kam in die Praxis.

Er erklärte, dass er sich nach Einnahme von Antibiotika schlapp, erschöpft und lustlos fühle, zwar nicht richtig krank, aber auch nicht absolut gesund. Praktisch der gleiche Befund, den eigentlich alle mit Antibiotika behandelten Patienten hatten.

Ich schlug ihm eine Fiebertherapie vor, um ihn aus der chronischen Phase in die akute zurückzuführen und damit einen Heilerfolg zu erzielen.

Der Patient bekam fünf Ampullen Echinacin und eine Ampulle Utilin S stark injiziert.

Nach etwa einer Woche kam der Patient mit folgenden Worten strahlend in die Praxis: „Wie Phönix aus der Asche; mir ist es noch nie so gut gegangen wie jetzt!"

Knieschmerzen

Eine Hausfrau, 30 Jahre, berichtete, dass sie Knieprobleme habe, obwohl sie in einer Spezialklinik im Sauerland operiert worden sei. Sie müsse sich am Treppengeländer hochziehen, anders könne sie keine Treppen steigen. Schmerzen habe sie dauernd.

Ich sah mir die Knie an. Die Operationsnarben waren deutlich zu erkennen. Ich entschloss mich zur Neuraltherapie. Beide Knie wurden mit Alkohol sorgfältig sterilisiert und anschließend mit Jod gut eingerieben.

Beide Knie umspritzte ich subkutan mittels 20er-Kanüle, um das Bindegewebe aufzulockern. Dann wurde jedes Knie mit einer Dentalkanüle (0,40 x 40 mm) links und rechts tief unter der Kniescheibe mit Procain versorgt. Dorsal (von der Rückseite her, hier also Kniekehle) wurde ebenfalls tief an der Kniescheibe Procain deponiert.

Nach etwa zehn Behandlungen war die Patientin schmerzfrei, konnte frei die Treppe auf und ab laufen. Sie blieb rezidivfrei.

Morbus Addison (Primäre Nebenniereninsuffizienz)

Der Vater trug seinen zehnjährigen Sohn auf dem Arm in die Praxis, einen hübschen Jungen. An der kupferbraunen Verfärbung der Haut konnte man erkennen, dass der Junge eine Nebenniereninsuffizienz, Morbus Addison, hatte.

Der junge Patient konnte nicht mehr laufen und nicht mehr sprechen. Bei älteren Patienten habe ich bei starker Azidose erlebt, dass sie Artikulationsschwierigkeiten hatten. Bei einem Kind war es mir neu.

Ich habe dem Jungen wie üblich die Säuren über die Vene mit Echinacin und Nierenmittel abgepuffert.

Die Verfärbung der Haut ging nach mehreren Behandlungen zurück und er hatte wieder eine weiße Haut.

Dann wurde ich von der Mutter zu einem Hausbesuch gerufen – der Junge habe Fieber. Als Erstes sagte sie mir, der Junge habe wieder ein Wort gesprochen, und zwar Mama.

Ansonsten war die Frau, gebürtig vom Balkan, fast hysterisch ängstlich wegen des Fiebers. Das übertrug sich auch auf den kleinen Patienten, denn er lag mit großen ängstlichen Augen da.

Weiter sagte die Frau, der Sohn habe oft geklagt, wenn er vom Spielplatz ins Haus gekommen sei, dass er Rückenschmerzen habe (Azidose – Bindegewebe?).

Ich erklärte mich bereit, mit einem Kinderarzt zusammen eine Behandlung durchzuführen, ohne ärztlichen Beistand sei mir das jedoch zu heikel.

Wie es an den Wochenenden so ist, meldete sich der Arzt nicht. Ich fragte, ob sie noch einen zweiten Kinderarzt hätten. Sie bejahte und gab mir die Telefonnummer, doch auch dort meldete sich niemand.

Der Frau – mit ausländischen Wurzeln und übergroßer Besorgnis um ihren kranken Sohn – klarzumachen, dass ihr Kind durch das Fieber die Chance hatte gesund zu werden, sah ich als zwecklos an.

Ich schlug ihr vor, das Kind in das Kinderkrankenhaus einzuweisen, wo es schon mehrfach gewesen war. Allerdings sollte sie dem behandelnden Arzt sagen, dass sie eine naturheilkundliche Therapie wünsche, und er möge mich anrufen.

Der Anruf des Arztes mit ausländischem Akzent kam am Montag und ich gab ihm die Ampullen bekannt, die ich verwendet hatte.

Er meinte, dass das aber viel gewesen sei. Ich antwortete: „Aber Sie sehen doch, dass es geholfen hat, denn die Hautfarbe ist jetzt weiß und nicht mehr kupferbraun. Sie kennen das Kind doch von früheren Aufenthalten in Ihrem Krankenhaus."

Er wollte durchaus ebenfalls diese Behandlung durchführen, es wurde ihm aber von dem Chefarzt des Kinderkrankenhauses verboten – wie mir die Mutter später am Telefon berichtete.

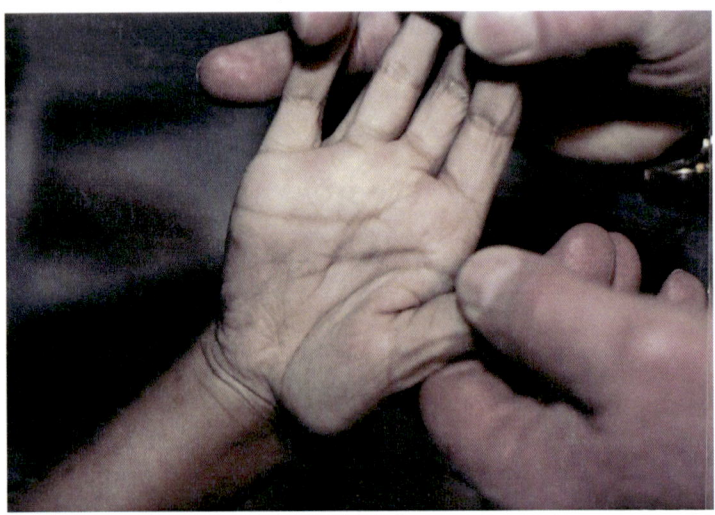

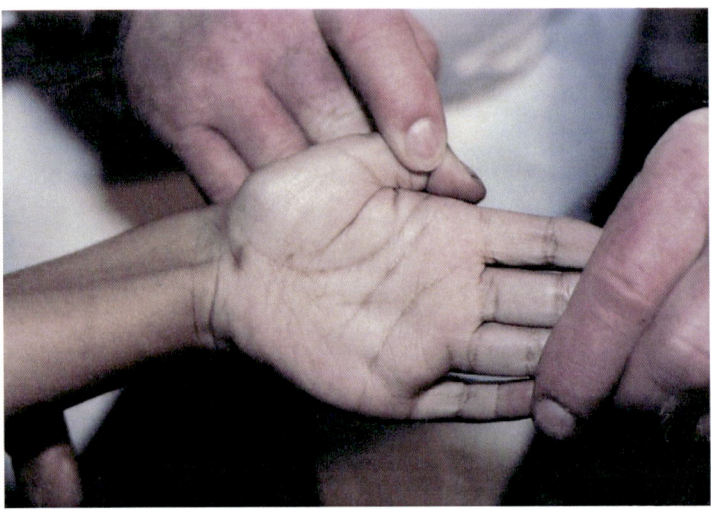

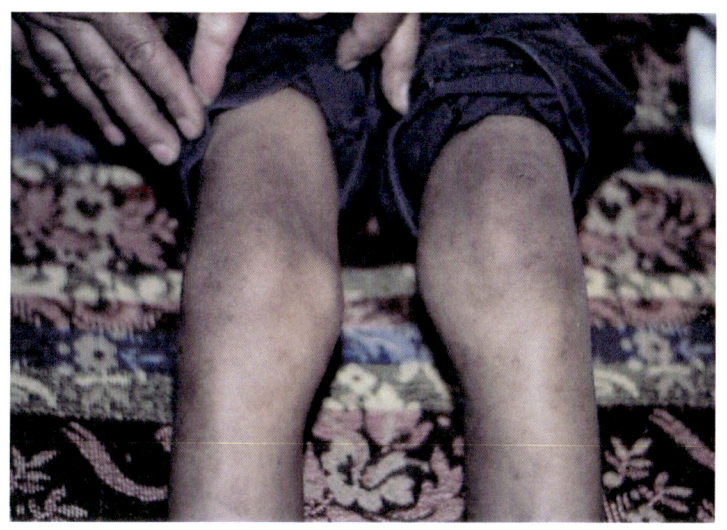

Morbus Addison
(Defekt der Nebenniere/ Kupferfarbige Haut)

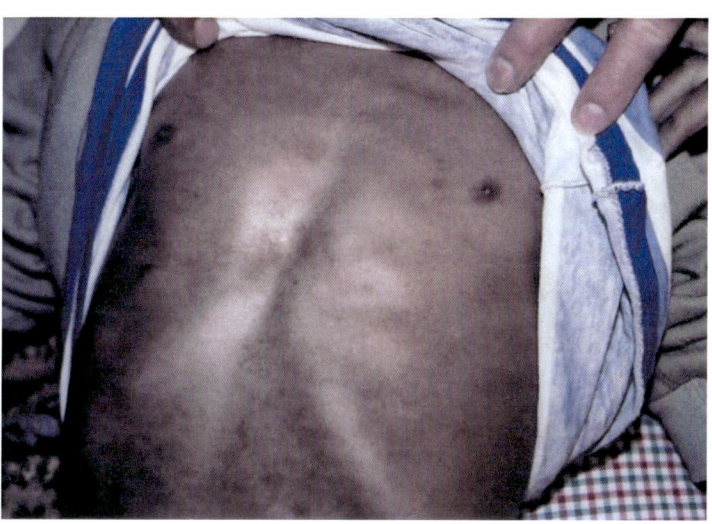

Fiebertherapie 2

Ein Beamter, der täglich stundenlang vor dem Computer saß, berichtete, er habe Sehbeschwerden wie Nebel vor den Augen. Nach Prüfung durch den Augenarzt seien Augen und Sehstärke in Ordnung.

Ich schlug ihm eine Fiebertherapie vor, denn im Fieber verbrennen die Toxine. Er war einverstanden.

Der Patient bekam wie üblich fünf Ampullen Echinacin und eine Ampulle Utilin S stark injiziert.

Das war morgens – in der Nachmittagssprechstunde ging das Telefon. Die Frau des Beamten war am Telefon: „Kommen Sie schnell, dass ganze Bett zittert – ich habe Angst um meinen Mann!"

Ich sagte mein Kommen zu und fügte beruhigend hinzu: „Sie brauchen keine Angst zu haben, es kann nichts passieren."

Zu meinen in der Praxis wartenden Patienten sagte ich, dass ich zu einem Hausbesuch gehen müsse. In spätestens einer Stunde sei ich wieder zurück. Sie könnten gerne auf mich warten.

Als ich die Wohnung betrat, empfing mich die Frau erleichtert, es sei schon besser geworden. Ich fragte den Patienten, ob er noch eine B12-Injektion zum Kupieren des Schüttelfrostes haben wolle. Er lehnte ab, da er keinen Schüttelfrost mehr hatte.

Nach etwa einer Woche kam er in die Praxis und war mit seinem Sehen sehr zufrieden.

Er fragte, ob er seine Frau schicken dürfe – sie würde manchmal Anfälle bekommen und dabei die Möbel zerschlagen. „Herr Günther, Sie müssen mir helfen!" Wir vereinbarten einen Termin.

Die Frau kam Tage später in die Praxis, eine schöne, schlanke, zierliche Frau. Und ich fragte mich: Diese Frau schlägt Möbel zusammen? Was machst du mit ihr, um zu einem Erfolg zu kommen? Intuitiv dachte ich: Akupunktiere doch mal den GG 15-Punkt.

Ich nahm eine Silbernadel und stach in den GG 15-Punkt – ein Aufschrei und ein Wimmern waren das Ergebnis. Um eine Abkürzung bemüht, zog ich die Nadel bald wieder heraus.

Wochen später traf ich den Mann in der Krahnstraße wieder und er sagte dankbar: „Sie haben uns geholfen. Die Anfälle sind verschwunden – wir sind glücklich."

Claudicatio intermittens (Schaufensterkrankheit) und Leukämie

Nachdem die Praxis nun gut lief, entschloss ich mich, ein Ozon-Gerät zu kaufen. Lehrer Kobolt von der Heilpraktiker-Fachschule hatte uns die gute Wirksamkeit der hämolytischen Oxidationstherapie (für Laien als „Blutwäsche" bekannt, Vermischung des Vollblutes mit 3-wertigem Sauerstoff) nahegelegt.

Wie es der Zufall so wollte, kam der für die Ozontherapie (Blutwäsche) passende Fall in die Praxis.

Der 75-jährige Mann hatte bereits vier Bypässe erhalten, nahm Marcumar und sagte, er könne nur drei bis fünf Schritte gehen. Dann bekomme er Krämpfe in den Beinen und könne nicht mehr weitergehen. Das ist die sogenannte Schaufensterkrankheit, die Claudicatio intermittens.

Meinen Patienten habe ich mit Ozon behandelt und der Erfolg war verblüffend. Schon nach einigen Anwendungen konnte er – ohne stehen zu bleiben – wieder laufen. Er bekam keine Krämpfe mehr in den Beinen.

Später kam seine 70-jährige Frau in die Praxis. Bei ihr sei eine Leukämie festgestellt worden.

Ich begann mit einer Kur von zweimal wöchentlich B12 und Echinacin-Ampullen. Nach sechs Wochen versuchte ich bei der Patientin, durch die Injektion von zwei Ampullen Echinacin und einer Ampulle Utilin S mitte künstliches Fieber zu erzeugen.

Sie bekam kein Fieber. Also versuchte ich es mit fünf Ampullen Echinacin und einer Ampulle Utilin S stark und siehe da, sie bekam Fieber.

Eine Leukämie wurde danach nicht mehr festgestellt. Sie blieb noch jahrelang Patientin bei mir und sagte von Zeit zu Zeit immer wieder: „Dass Sie das fertig gebracht haben, dass ich Fieber bekomme, wo ich doch im Leben noch nie Fieber gehabt habe!"

Dann kam die Frau längere Zeit nicht mehr in meine Praxis, obwohl ihr Mann immer wieder mit Engelszungen auf sie eingeredet hat. Damit beging sie einen großen Fehler.

Es ist kaum zu glauben, welchen Grund sie hatte: Sie wollte der Privatkasse die Kosten ersparen!

Nach etwa 1 ½ Jahren erlitt sie einen Schlaganfall (Apoplex), war gelähmt und konnte nicht mehr sprechen.

Nichterfolge

Nun müssen Sie nicht glauben, ich hätte nur Erfolge gehabt.

Ich kann mich an zwei Misserfolge erinnern:

Erster Fall: Eine junge, hübsche Holländerin hatte Schmerzen beim Sitzen; sie benutzte daher zu Hause einen Sitzring.

Ich habe Akupunktur und Neuraltherapie versucht – leider ohne Erfolg.

Zweiter Fall: Eine sehr gepflegte Geschäftsfrau kam mit Hypertonie (hoher Blutdruck) und wegen des Todes ihrer Tochter mit großer Traurigkeit zu mir.

Es war Winter und sie trug einen wertvollen Nerzmantel, der natürlich mit in die Kabine genommen werden musste.

Ich versuchte den Blutdruck mit Akupunktur zu senken und der Melancholie mit Antidepressiva (Johanniskraut) und zusätzlicher Akupunktur zu begegnen.

Es gelang mir nicht.

Als wir nach einem Gespräch zu dem Schluss kamen, die Behandlung zu beenden, meinte sie tröstend: „Es wird wohl an meiner großen Traurigkeit liegen, dass wir keinen Erfolg haben."

Hätte ich damals schon den Einfall gehabt, Säure mit Basen abzupuffern, hätte sich in vielen Fällen doch ein Erfolg eingestellt, da diese Methode kausal einsetzbar ist und immer zum Erfolg geführt hat.

Leberzirrhose

Eines Morgens kam eine Mutter mit ihrer hübsch aussehenden 19-jährigen Tochter zu mir in die Praxis. Die Mutter berichtete: „Meine Tochter hat Leberzirrhose! Sie hat Kortison-Injektionen bekommen, die aber nicht angeschlagen haben. Der Arzt schätzt ihre Lebenserwartung auf ein halbes Jahr."

Ich entwarf für die Tochter einen Therapieplan:

- Ozonbehandlung (dreiwertiger Sauerstoff)
- Calcium 10-prozentig
- Vitamin C 1000 mg
- Medivitan Lebermittel

Zunächst zwei Behandlungen pro Woche. Der Patientin ging es nach vier Wochen etwas besser, sodass Hoffnung bestand.

Dann fragte mich die Mutter: „Was halten Sie von Schafsläusen?"

Ich fragte: „Können Sie denn welche bekommen?"

Sie bejahte und ich sagte: „In dem Fall müssen wir bei Ihrer Tochter alles versuchen und wenn es auch Schafsläuse sind."

Die Mutter empfing die Läuse in einer Streichholzschachtel vom Schäfer. Damit die Tochter die Läuse auch einnehmen konnte, beschaffte sich die Mutter in der Apotheke ein Schmerzmittel, das in kleinen Kapseln von etwa 1 cm Durchmesser und 5 mm Höhe verpackt war. Sie schüttelte das Schmerzmittel heraus und tat die Schafsläuse hinein. Die Tochter schluckte dann die Kapseln mit viel Wasser hinunter.

Bei stabilem Zustand konnten wir die Behandlung auf einmal wöchentlich verringern.

Nach einem halben Jahr waren nach ärztlicher Untersuchung alle Leberwerte normal und keine Leberzirrhose mehr feststellbar.

Die junge Frau hat geheiratet und zwei Kinder bekommen.

Berühmte Gelehrte und die Heilbotanik

Bei den alten Griechen sind auf dem Gebiete der Heilbotanik folgende Namen von Bedeutung:

- Hippokrates
- Aristoteles
- Theophrastos
- Dioskurides

Hippokrates gilt als Vater der modernen Naturmedizin. Er kannte etwa 400 Heilpflanzen und heilte damit seine Patienten. Es ging auch ohne Chemie.

Hippokrates glaubte, dass man zur Wiederherstellung der Gesundheit nur eine geringe Menge an Kräutern und eine angemessene Diät brauche, um die Selbstheilungskräfte anzuregen.

Hahnemann vertrat ebenfalls diese Meinung, und daraus entstand die Homöopathie.

Zur angemessenen Diät ist meine Meinung, die auf Erfahrung beruht: basische Diät!

Wenn das nicht ausreicht, dann ist die **Basenspritze** die richtige Maßnahme zur schnellen Hilfe.

Oft führen schon zwei bis drei Behandlungen zur Beschwerdefreiheit. Wird die basische Ernährung nicht eingehalten, muss natürlich wieder eine Behandlung erfolgen.

Rückenprobleme (Bindegewebe) – Das Alkaloid Procain

Zwei Musiker des Osnabrücker Theaterorchesters, die bei mir in Behandlung waren, brachten durch ihre Empfehlung gleich eine ganze Tanzgruppe in meine Praxis.

Die Leiterin war Ungarin, eine Tänzerin Engländerin, drei Tänzer Deutsche. Diese Patienten hatten muskuläre Schmerzen im Rücken.

Auf meine Fragen hin erfuhr ich, dass viel gefeiert und falsch gegessen wurde. Somit hatte sich der Stoffwechsel verändert und das Bindegewebe verschlechtert, was bei Tänzern besonders schmerzhaft ist, da bei ihnen jeder Muskel bewegt wird.

Wenn davon ausgegangen wird, dass Bindegewebe und Muskulatur angesäuert sind, hilft es, Procain in die schmerzhaften Stellen zu injizieren. Es gibt eine Entspannung und der Schmerz lässt nach.

Mit der Tanzgruppe kam richtig Schwung in die Praxis – es ging lustig zu. Es waren eben junge Theaterleute, die das Leben liebten.

Leider wurde die Truppe eines Tages aufgelöst und ich habe von den Damen und Herren (mit Ausnahme eines Künstlers) nichts mehr gehört – sie waren in alle Winde verstreut.

Der Tänzer, der mir die Treue gehalten hat, fand eine Anstellung in Kassel und kam oftmals, um seine Injektionen abzuholen.

Vor dem Einstechen sagte er jedes Mal: „Augenblick!" Dann holte er tief Luft, hielt den Atem an und nach dem dritten Einstich folgte immer ein lautes Brüllen. Komisch – seine Kolleginnen sagten keinen Pieps.

Hätte ich fremde Patienten im Wartezimmer gehabt, wären diese wahrscheinlich weggelaufen. Meine Dauerpatienten fragten jedoch: „Warum hat der denn so laut geschrien?" Ich antwortete: „Das ist ein Schauspieler, bei dem ist alles dramatisch!"

Viele Empfehlungen bekam ich von einem Geschwisterpaar, das in einem Reformhaus arbeitete. Sie waren ebenfalls bei mir in Behandlung.

Die Patienten hatten Verspannungen im Rücken und durch Procain-Injektionen ließen sich die Schmerzen beheben.

Anaphylaktischer Schock durch Bienenstich

Der Vater der Geschwister war wegen Rückenschmerzen durch Wirbelsäulenverschleiß bei mir in Behandlung. Leider konnte ich ihm durch Akupunktur und Neuraltherapie nicht dauerhaft helfen. Die Abpufferung der Säuren hatte ich noch nicht „erfunden".

Der Mann war Imker und seine Frau allergisch gegen Bienenstiche. Wenn sie gestochen wurde, war es dramatisch. Sie bekam einen anaphylaktischen Schock, musste erbrechen, Stuhl ging ab und der Rettungswagen brachte sie dann ins Krankenhaus.

Ich empfahl die Einnahme von Apis D 200 – die Frau ist nie mehr von Bienen gestochen worden.

Rachenentzündung durch Bestrahlung

An eine Empfehlung des Reformhausmannes kann ich mich noch erinnern. Es war ein Jurist, Landgerichtspräsident im Ruhestand. Er litt unter Migräne und es bestand eine Hypotonie (niedriger Blutdruck).

Er bekam Procain-Injektionen unter die Kopfhaut und Sympatol (nicht mehr in Deutschland im Handel) in die Vene injiziert. Das führte jedes Mal zu einer guten Entspannung. Er kam in fast wöchentlichem Rhythmus zur Behandlung.

Bei den gelegentlichen Untersuchungen ließ ich mir den Urin geben. Dieser roch nach Kaffee. Ich fragte ihn, ob er Kaffee trinke. Er sagte: „Ja, es ist nachmittags so gemütlich, mit meiner Frau zusammen eine Tasse Kaffee zu trinken." Ich antwortete: „Sie wissen doch, dass Kaffee die Schmerzen noch verstärkt! Es ist wissenschaftlich nachgewiesen, dass Kaffee ansäuert." Er entgegnete daraufhin: „Ja, aber es ist doch so gemütlich!" Bei einem weiteren Besuch fragte er mich, ob er mich auch an Wochenenden besuchen dürfe, wenn er Verspannungen habe. Damit war ich einverstanden und er kam öfter samstags oder sonntags.

Nach einigen Jahren entwickelte sich ein Muttermal am Kinn zu einem Karzinom. Fachärzte rieten zur Bestrahlung. Als Auswirkung der Bestrahlungsserie kam er mit stark gerötetem Rachen zu mir. Er berichtete, er könne keine feste Nahrung zu sich nehmen – selbst das Schlucken des eigenen Speichels sei schmerzhaft.

Ich gab ihm intravenös Calcium 10 %, eine Ampulle Vitamin C 1000 mg und zwei Ampullen Pascotox. Er erfuhr schon nach der ersten Behandlung Linderung. Ich habe die Therapie weitere zwei

Tage hintereinander fortgesetzt mit dem Erfolg, dass er danach beschwerdefrei war.

Monate später bekam er Schmerzen in der Leiste (der rechten Hüfte), die mit Procain nicht zu beherrschen waren. Ich ging davon aus, dass er Darmkrebs hatte. Ich bekam diesen Befund durch ein Telefonat mit seiner Frau bestätigt, in dem sie mir sagte, dass ihr Mann im Krankenhaus sei und am Darm operiert werde.

Nach der Entlassung aus dem Krankenhaus wurde ich zu einem Hausbesuch gebeten. Ich fand einen gealterten und abgemagerten Patienten vor. Er hatte ständiges Erbrechen und keinen Appetit. Meine Diagnose: azidotisches Erbrechen.

Er bekam von mir täglich vier Ampullen Natriumhydrogencarbonat, eine Ampulle Calcium 10 % und Berolase (leider heute nicht mehr im Handel) intravenös injiziert.

Nach einer Woche hatte er sich gut erholt, konnte wieder essen, und ich freute mich über den Erfolg und dachte: Jetzt ist der Patient 79 Jahre alt und kann noch einige Jahre im Bürgerpark spazieren gehen und das Leben genießen.

Dann traf die telefonische Nachricht seiner Frau bei mir ein, ich solle nicht mehr kommen; der behandelnde Arzt hatte gesagt, man solle die Behandlung abbrechen, es könnte sein, dass der Patient wieder Schmerzen bekäme. Das Resultat: Nach einigen Monaten war er tot.

Ich besprach mit meinem früheren Assistenten, der jetzt Heilpraktiker in Bielefeld ist, die Einstellung dieses Arztes. Der Assistent meinte: „Was nicht sein darf, darf nicht sein!"

Herpes Zoster (Gürtelrose)

Je früher die Behandlung stattfindet, desto besser.

Eine Patientin ist bei mir in Behandlung. Eines Morgens sagt sie mir: „Schauen Sie sich doch bitte mal meinen Rücken an, der juckt an einer Stelle." Ich sagte ihr: „Das ist ein beginnender Herpes Zoster!"

Sie bekam von mir zwei Ampullen Lophakomp B12 (3000) = 6000 mcg Cyanocobalamin.

Ich bat sie, am nächsten Tag wiederzukommen.

Die geröteten Stellen waren abgeblasst und fast schon verheilt. Noch eine hoch dosierte Vitamin-B12-Injektion und der Herpes war ausgeheilt.

Diese Behandlung kenne ich von der Schulmedizin; früher haben die Ärzte hoch dosiert Vitamin B12 gegen Herpes injiziert.

Heute bekommen die Patienten Antibiotika, obwohl es nur gegen Bakterien wirkt (falls keine Resistenz besteht), aber gegen Viren, z. B. das Herpesvirus, hat ein Antibiotikum keine Chance. Dann erhalten die Patienten noch ein Puder. Wirkung gleich Null, die Patienten haben jahrelang Schmerzen.

Es kam ein 80-jähriger Mann mit Herpes Zoster, der zuvor beim Arzt gewesen war und Antibiotika und Puder erhalten hatte. Der Zoster war inzwischen sehr ausgeprägt und schmerzhaft.

Der Patient bekam dreimal hoch dosiert Vitamin B12 injiziert, und die Entzündung und die Schmerzen klangen ab.

Abpufferung der Säuren über die Vene

Überwiegend kamen Schmerzpatienten in die Praxis. Sie hatten Gelosen und Myogelosen. (Muskel-und Bindegewebshartspann)

Diese Verhärtungen verursachten ihnen arge Schmerzen.

Die Neuraltherapie mit Procain brachte immer Schmerzfreiheit, aber nur für kurze Zeit. Die Patienten standen nach 8 – 14 Tagen wieder auf der Matte.

Ich habe überlegt, wie Myogelosen entstehen. Unser Lehrer Nölle von der Heilpraktiker-Fachschule gab Unterricht zur Niere. Er erklärte: Die Niere muss Mineralien rückresorbieren, aber Säure ausscheiden. Da das Bindegewebe Vorniere ist, speichert die Niere bei Überlastung alle harnpflichtigen Stoffe erst einmal im Depot, also im Bindegewebe.

Intuitiv kam mir der Einfall, dass, wenn man die Säuren im Blut abpuffert, Niere und Bindegewebe entlastet werden müssten.

Ich ging zum Apotheker (damals die Löwen-Apotheke) und fragte ihn, ob es Ampullen mit Bicarbonat gebe. Er antwortete: „Ja, die gibt es. Ich besorge Ihnen diese aus der Klinikapotheke."

Erst später habe ich durch meinen Patienten, der Rettungsassistent ist, erfahren, dass die Krankenhäuser bei einer akuten Azidose die Ampullen auf der Intensivstation verwenden. Doch bei einer latenten Azidose, wie es bei meinen Patienten mit Myogelosen der Fall war, kennt die Schulmedizin die Anwendung nicht.

Am nächsten Tag bekam ich die Ampullen und begann zu experimentieren.

Ich suchte mir den schlimmsten Fall heraus: Eine 63-jährige Dame, die ständig Schmerzen im Bindegewebe hatte, wurde als Erste getestet.

Ich injizierte mittels Venofix eine Ampulle mit 20 ml Natriumhydrogencarbonat, danach je eine Ampulle Kalium, Calcium und Magnesium. Das brachte schon einen verblüffenden Erfolg, sodass ich bei den folgenden Behandlungen jedes Mal eine Ampulle Natriumhydrogencarbonat mehr eingesetzt habe. Bei vier Ampullen war die Wirkung optimal und ohne Nebenwirkungen.

Wenn die Patientin viele Süßigkeiten gegessen hatte – es war jedes Mal durch die Schwester zu erfahren –, ging es ihr dadurch so schlecht (weil sie damit ja ansäuerte), dass es nötig war, fünf Ampullen Natriumhydrogencarbonat zu injizieren.

Als die Patientin sah, wie ihr Leben durch die Behandlung verbessert wurde, nahm sie mir das Versprechen ab, sie so lange zu behandeln, wie sie lebte.

Das Versprechen habe ich gegeben und nicht daran gedacht, dass die Frau durch das Abpuffern der Säure möglicherweise sehr alt werden würde.

Irisdiagnose: Aufhellungen als Hinweis auf Azidose, rheumatische Tophien und Spasmolyse

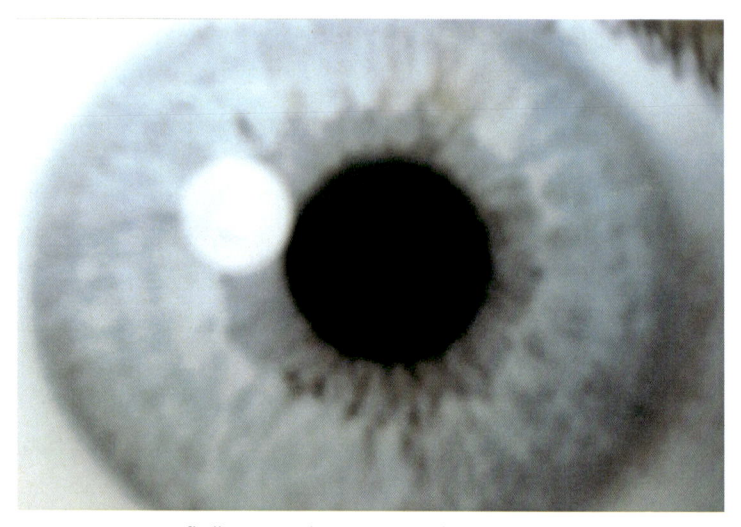

Aufhellungen sind immer ein Zeichen von Azidose

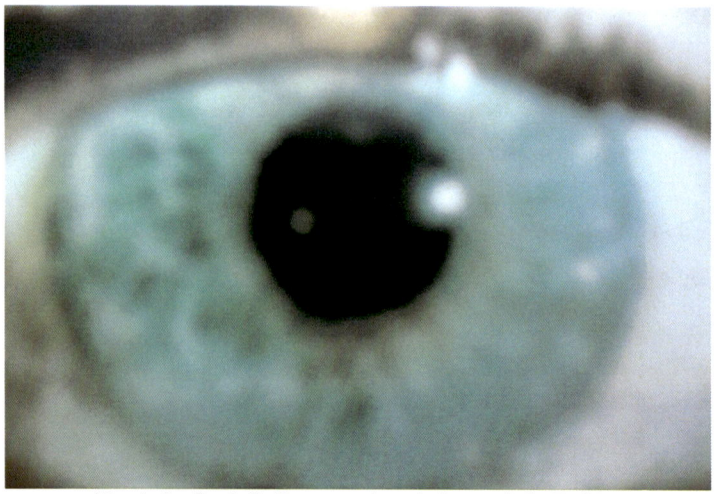

Hier sind außer Aufhellungen auch noch rheumatische Tophien

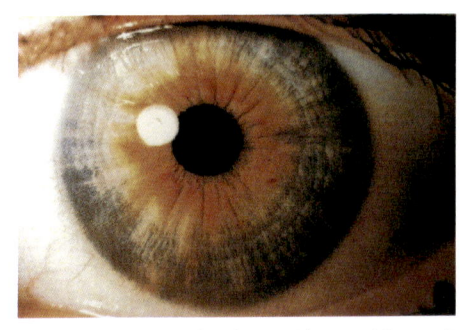

Aufhellungen und Krampfzeichen, Azidose und Spasmolyse.
Schmerzen im Rücken, Bauch, Kopf, Beine usw.

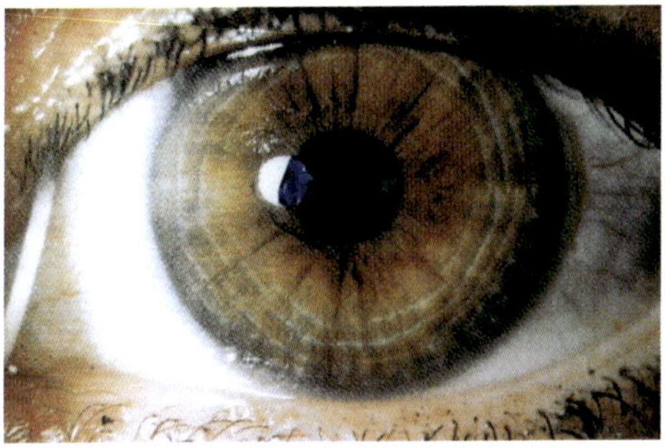

Aufhellungen und Spasmolyse

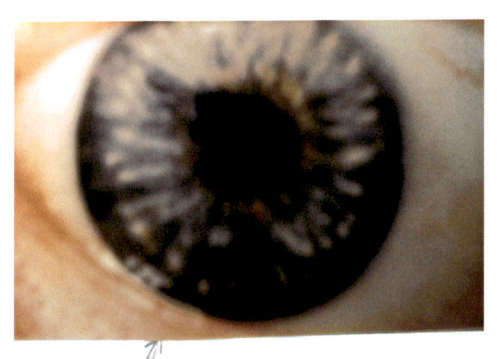

Aufhellungen und rheumatische Tophie

Demenz

Nun kam nicht nur sie, sondern auch zwei Schwestern und ihr Schwager zur Behandlung.

Eine Schwester kam spontan, wenn es ihr schlecht ging. Ich hörte von der anderen Schwester, dass sie ständig Schlüssel und Geldbörse verlege, also eine Vorstufe von Demenz.

Ich schlug ihr deshalb vor, sich wöchentlich therapieren zu lassen. Sie sagte: „Jetzt komme ich jede Woche." Da wusste ich, es war ein leeres Versprechen; sie würde nicht wiederkommen.

So war es auch, sie kam in ein Altenheim und verstarb nach etwa einem Jahr.

Ich bin überzeugt, dass die Übersäuerung zur Demenz führt.

Säure verkrampft die Zellen, folglich kommt es zur Minderdurchblutung des Gehirns und zum Sauerstoffmangel.

Düstere Prognose: Der Anteil der an Altersdemenz erkrankten Menschen wird in Deutschland in den nächsten 15 Jahren weiter steigen, in einigen Regionen wird er sich sogar verdoppeln.

Und man ist noch nicht darauf gekommen, dass es mit einer falschen Ernährung zusammenhängt.

Basische Ernährung mit Obst und Gemüse (teils als Rohkost) kann Demenz verhindern, aber man muss frühzeitig damit beginnen. Bei manifester Demenz ist es zu spät.

Wenn man lustig, d. h. unüberlegt lebt, indem man Sekt trinkt, Zigarren raucht, oft Grillwürstchen isst, dann kann man Demenz bekommen. Das hat weniger mit den Genen zu tun als vielmehr mit Azidose. Die Krankheit ist nicht vorbestimmt, sondern durch ansäuernde Ernährung erzeugt! Und somit ein Selbstverschulden.

Ist Demenz heilbar?

Nachdem ich eine junge Frau und deren Vater das erste Mal behandelt hatte, erzählte die Tochter: „Meine Mutter hat Demenz. Vor etwa einem Jahr hat sie bei mir angerufen und gefragt, wie man Spinat kocht. Seit dieser Zeit muss mein Vater ihr alles sagen, was sie machen soll. Meine Mutter bekommt nichts mehr alleine zustande."

Ich erklärte, dass ich selbst an diesem besonderen Fall interessiert sei, ob auch Demenz durch die **Basenspritze** beeinflussbar sei. Die Mutter solle kommen.

Nach der dritten Behandlung im wöchentlichen Abstand, erklärten Vater und Tochter, die Mutter habe wieder das Regiment in der Küche übernommen. Und sie würde wieder sagen, was zu tun sei.

Ich führte den Test mit der Uhr durch und forderte die Patientin auf: „Zeigen Sie mit dem Zeigefinger einmal auf 12.00 Uhr." Sofort zeigte sie auf 12.00 Uhr. „Weiter, bitte jetzt auf 9.00 Uhr!" Der Finger wanderte auf 9.00 Uhr. Im dritten Versuch sollte die Patientin auf 3.00 Uhr zeigen, sie zählte ab 12.00 Uhr mit dem Finger: 1 ... 2 ... 3 Uhr, der Finger blieb hier richtig stehen.

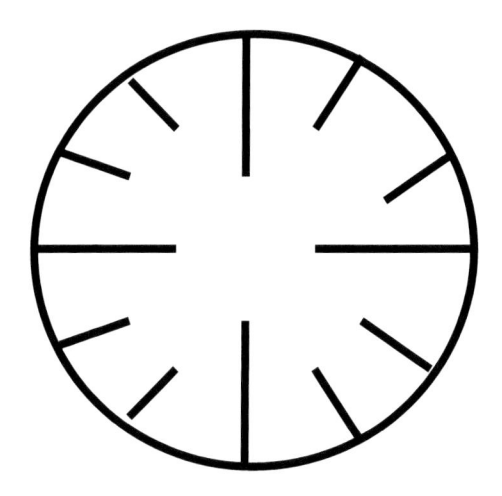

Beim nächsten Besuch nach einer Woche fragte ich: „Wie kochen Sie eigentlich Spinat?" Die Antwort kam prompt: „Das ist doch ganz einfach, in Wasser kochen und etwas Salz hinzufügen." Darauf gab es ein befreiendes Lachen von Tochter und Vater.

Da man die Demenz in fünf Phasen einteilt, war diese Patientin sicherlich noch in der ersten Phase. Darum der Erfolg nach wenigen Behandlungen.

In der dritten und vierten Phase benötigt man mit Sicherheit zwei bis drei Behandlungen pro Woche über einen längeren Zeitraum. Aber einen Versuch ist es immerhin wert!

Demenz in der fünften Phase sollte man trotzdem wie vorstehend beschrieben zu behandeln versuchen. Vielleicht lässt sich die Demenz noch bessern, und bei den Angehörigen die große Belastung verringern.

Wenn davon ausgegangen wird, dass auch Demenz durch Azidose entstehen kann, so kann die **Basenspritze** helfen! Gesetzlich sind Heilpraktiker verpflichtet, Krankheiten zu lindern und zu heilen!

Der Patientin wurde nun Folgendes injiziert:

- Natriumhydrogencarbonat 4 x 20 ml Amp.
- Kalium (KCM Stechflasche von Apotal)
- Calciretard
- Cormagnesin 200
- Folsäure forte, Hevert
- Procain 2 %, Pascoe (eine allergische Reaktion ist nach Abpuffern der Säure nicht mehr möglich!)

98 Jahre durch Abpuffern

Der oben genannte Schwager, er wurde 98 Jahre alt, kam viele Jahre mit den beiden verbliebenen Schwestern Woche für Woche zur Behandlung. Er wohnte auch bei ihnen; doch die eine Schwester wollte, dass er in ein Pflegeheim ginge. Das tat er auch.

Ich hörte, dass die Mitbewohnerinnen des Heimes ihm das Fleisch zusteckten, weil sie es nicht aufbekamen.

Eines Tages konnte er das Wasser nicht mehr halten, was ihn wohl davon abhielt, weiter das Taxi zu meiner Praxis zu benutzen.

Genau drei Monate nach der letzten Behandlung – Abpuffern der Säuren – lief er (wie Mitbewohner es beschrieben) blau an, fiel um und war tot. Herz-Kreislauf-Versagen durch Azidose. Azidose verursacht auch Sauerstoffmangel.

Die beiden Schwestern kamen nach wie vor zur Behandlung. Die „süße" Patientin wöchentlich (sie war in der Beihilfe versichert), die andere Schwester kam alle 14 Tage bzw. alle drei Wochen. Auf die Schwester mit den Süßigkeiten komme ich später noch einmal zurück.

Hyperventilation

Einmal hatte ich eine Patientin Mitte 60, alleinstehend. Sie klagte darüber, dass es ihr so schlecht ginge. Der Blutdruck war niedrig. Also gab ich ihr eine Kreislaufinjektion. Da es nach 15 – 20 Minuten noch nicht wesentlich besser war, erhielt sie die zweite. Danach sagte sie, dass es ihr besser ginge.

Da sie alleinstehend war, schlug ich ihr vor, sie mit einem Krankenwagen zur Überprüfung ins Krankenhaus fahren zu lassen.

Ich rief die 112 an, sagte meine Adresse und erklärte, dass sie ohne Blaulicht kommen könnten, da es sich nicht um einen Notfall handele. Ich wolle nur, dass die Patientin zur Vorsicht ins Krankenhaus gefahren werde. Die Sanitäter holten die Frau ab.

Am nächsten Tag kam die Patientin zu mir in die Praxis und sagte: „Die haben mir eine Plastiktüte über den Kopf gestülpt!"

Somit hatte ich alles richtig gemacht, denn die Patientin hatte eine Hyperventilation.

In der Heilpraktiker-Fachschule Bochum hatte man uns auch erklärt, dass man bei Hyperventilation eine Plastiktüte über den Kopf zieht, dadurch würde diese verschwinden.

Ich hatte aber nicht erkennen können, ob die Patientin anders schnell oder tief atmete oder die Hände krampften. Da hat man im Krankenhaus eben mehr Erfahrung und bessere klinische Untersuchungsmöglichkeiten.

Kollabiert

Zu Beginn meiner Praxiszeit kam es schon gelegentlich vor, dass ein Patient bei einer Calciumgabe kollabierte, so z. B. eine 60-Jährige. Ich gab ihr nach Vorschrift eine Ampulle Sympatol (Kreislaufmittel) in die Vene. Sie war sofort wieder ansprechbar, klagte jetzt aber über Herzschmerzen. Ich überlegte kurz, zog eine Ampulle Crataegutt (leider nicht mehr im Handel) auf, injizierte und die Herzschmerzen waren weg.

Von da an habe ich Sympatol nur noch subkutan injiziert. Die Wirkung tritt ebenso schnell ein, aber ohne Herzschmerzen. Nachdem Sympatol nur noch über Italien zu erhalten war, habe ich auf Effortil umgestellt.

Inzwischen war ich klüger geworden und messe nun vor der Behandlung den Blutdruck. Bei systolischem Wert unter 120 bekommen die Patienten erst einmal 10 – 15 Tropfen Korodin auf einem Zuckerstück. Sollte der systolische Wert nur bei 90 liegen, was auch schon vorgekommen ist, dann erhält der Patient eine Effortil-Injektion. Kleine Kinder bekommen jedes Mal vor einer Baseninjektion Korodin auf einem Zuckerstück.

Einmal kam ein zwei Meter großer, wie ein Schrank gebauter Patient. Er sagte, er könne kein Blut sehen. Ich habe es ihm nicht geglaubt und wurde eines Besseren belehrt. Ich hatte gerade den Venofix in die Vene gestochen, da war der Bulle von Mensch schon kollabiert. Ich habe sofort den Venofix entfernt und Effortil injiziert, und er kam wieder zu sich.

Im Fall eines anderen kranken Mannes mit Erschöpfung und Myogelosen habe ich mich von seiner Mutter und seinem Bruder überreden lassen, ihn abzupuffern, weil sie die Erfolge selbst erlebt hatten und wollten, dass er auch gesünder würde.

Und auch er ist beim Einstich sofort kollabiert, und zwar sehr heftig. Ich musste ihm zwei Effortil-Ampullen subkutan injizieren, dann kam wieder Leben in den Kerl. Mutter und Bruder fanden das gar nicht so dramatisch.

Seitdem lasse ich mich nicht mehr überreden, leicht kollabierende Menschen zu behandeln. Wer kein Blut sehen kann, muss auf diese hervorragende Therapie verzichten.

Ich kann mit Stolz behaupten, dass ich niemals einen Rettungsdienst in Anspruch genommen habe. Einen Notfall, der einen Notarzt oder Rettungsdienst notwendig gemacht hätte, habe ich in meiner Praxis nicht gehabt.

Multiple Sklerose

Ein junger Mann wurde, vom Vater gestützt, in die Praxis geführt. Man sagte mir, er habe MS, also Multiple Sklerose.

Bei der Untersuchung stellte ich in der Iris eine starke Azidose fest, gleichzeitig tastete ich im Nacken im Halswirbelsäulenbereich dicke Myogelosen, die also eine Durchblutung zum Kopf behinderten.

Ich entschloss mich zu einer Therapie des Abpufferns: Natriumhydrogencarbonat mit Kalium, Calcium und Magnesium anfangs zweimal die Woche, nach Besserung einmal in der Woche.

Und es hatte sich so gut gebessert, dass er selbst mit seinem eigenen Wagen – es war ein neuer VW – zur Praxis fuhr. Nun konnte er ohne seinen Vater zu mir kommen.

Er war von Beruf Tischler und ist auch einmal zu seiner Firma – einer Tischlerei – gegangen. Und da haben die Kollegen gesagt: „Du kannst ja bald wieder bei uns anfangen, so gut wie es dir geht!"

Dann kam er zu mir und berichtete, der Arzt würde ihn zur Kur schicken. Da sagte ich zu ihm: „Sehen Sie zu, dass Sie da basische Kost bekommen, essen Sie so wie bisher." Er hatte selbst die Körner vorgekeimt, um sie basisch zu machen – er hatte sich also viel Arbeit gemacht.

Und nun rief er eines Tages aus der Kur an und sagte: „Wir bekommen hier normale Ernährung und auf meinen Hinweis hin hat man mir gesagt, das sei nicht wissenschaftlich nachgewiesen." Er würde das Essen aber überhaupt nicht vertragen und es gehe ihm schlecht.

Daraufhin antwortete ich: „Ich schlage Ihnen vor, dass Sie sich das Essen (Obst und Gemüse) selbst kaufen und Ihre Mahlzeiten selbst zubereiten, bevor es Ihnen schlechter geht."

Als er von der Kur zurückkam, musste er sich wieder bei seinem Arzt vorstellen und der gab ihm nun hohe Dosen Kortison. Danach ging es ihm so schlecht, dass der Vater ihn mit einem Krankenwagen zu mir in die Praxis brachte. Er konnte nicht mehr laufen und der Zustand war schlechter als bei der ersten Vorstellung.

Ich war sehr verärgert darüber, dass er sich von dem Arzt die Kortisonspritzen hatte geben lassen. Angeblich war dieser Arzt ein Kortison-Fan. Er würde selbst gegen seine Arthritis Kortison anwenden und das bekäme ihm wunderbar. Später hörte ich, dass er wegen Krankheit seine Praxis aufgegeben hatte.

Nachdem ich zwei Behandlungen bei dem jungen Mann durchgeführt hatte und nicht die mindeste Besserung sah, sagte ich zu dem Vater: „Ich glaube, so schlecht wie Ihr Sohn jetzt aussieht, ist keine Besserung in Sicht, und ich will Ihnen nicht das Geld aus der Tasche ziehen. Ich glaube nicht, dass eine Fortsetzung Sinn macht."

Später habe ich mich geärgert, diese Entscheidung getroffen zu haben. Es wäre besser gewesen, ich hätte den Vater die Entscheidung treffen lassen, indem ich gesagt hätte: „Hören Sie, wenn wir hier die Behandlung durchführen, kann es jetzt zwei oder drei Jahre dauern. Es geht nicht so schnell wie bei dem ersten Mal innerhalb eines knappen halben Jahres. Und wenn Sie jetzt mit Ihrem Sohn bei mir in Behandlung bleiben wollen, müssen Sie sich darauf einstellen, dass es aufgrund der Länge der Behandlung sehr kostspielig wird. Dann sollten Sie, wenn Sie sich dazu entschließen, auch durchhalten."

Aber ich habe es damals auch deswegen nicht gesagt, weil ich schon wusste, dass die Schwester ja nicht damit einverstanden war, dass ihr Bruder zum Heilpraktiker ging und dort Geld ausgegeben wurde.

Multiple Sklerose und Interferon

Später kam auch einmal eine Patientin mit Multipler Sklerose zu mir, die bei einem anderen Nervenarzt in Behandlung war, und dieser war wesentlich vernünftiger.

Er machte gründliche Untersuchungen und schrieb hervorragende Untersuchungsberichte, ging aber nicht mit Kortison an die Patientin heran.

Bei meiner Behandlung kam es zum Stillstand der Beschwerden.

Nach einiger Zeit sagte die Frau zu mir, der Arzt habe sie gefragt, ob sie nicht an einem Feldversuch mit Interferon teilnehmen wolle, und was ich davon hielte.

Ich fragte sie, ob sich ihr Befinden verbessert oder verschlechtert habe. „Leicht verbessert", sagte sie.

Darum sagte ich: „Dann müssen Sie überlegen, ob es sich überhaupt lohnt, daran teilzunehmen. Es könnte auch sein, dass es schlechter wird. Dann ist es vielleicht besser, wir lassen es so, wie es ist, und machen so weiter."

Damit war sie auch einverstanden und nach Jahren hat man gehört, dass diese Versuche eingestellt wurden, weil sie nicht zum Erfolg führten.

Die Frau war lange Zeit bei mir in Behandlung und ich wusste, dass sie als Beamtin einen stressigen Posten hatte – weshalb ich darauf hinwies, ob es nicht besser sei, ihren Platz

gegen eine Stelle, wo es ruhiger zugehe, zu tauschen. Das könne ihrer Gesundheit nur förderlich sein. Ich würde gerne ein Attest ausschreiben, oder ob sie das von sich aus hinbekäme. Sie meinte, sie würde das wohl schaffen.

Und sie hat es dann auch geschafft und ist versetzt worden. Auch das hat mit dazu beigetragen, dass sie in der späteren Zeit nicht mehr zu mir in die Behandlung gekommen ist.

Aus nachfolgendem Gutachten geht hervor, dass die Patientin über eine Besserung berichtete und wieder arbeitsfähig war. Die Patientin wollte ihre Arbeit wieder aufnehmen. Im Kernspin hatte es keine Änderung gegeben. D. h. keine Verschlechterung bei den Entzündungsherden.

Ein Erfolg der **Basenspritze**!

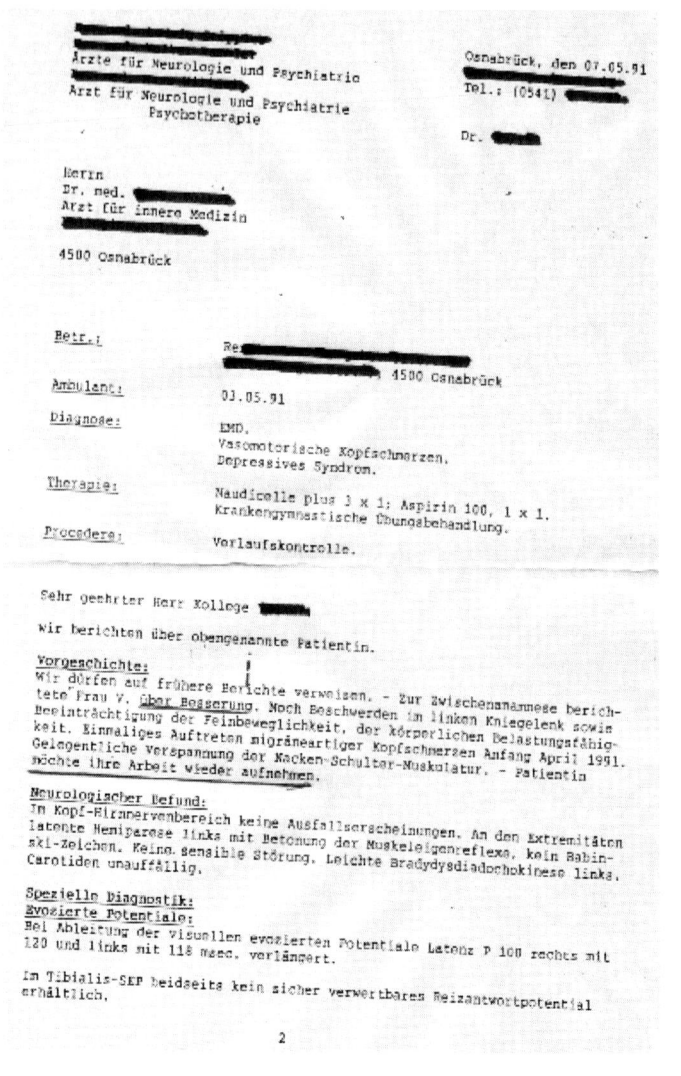

Ärzte für Neurologie und Psychiatrie
Arzt für Neurologie und Psychiatrie
Psychotherapie

Osnabrück, den 07.05.91
Tel.: (0541) ▆▆▆

Dr. ▆▆▆

Herrn
Dr. med. ▆▆▆
Arzt für innere Medizin

4500 Osnabrück

Betr.: ▆▆▆
Re▆▆▆
▆▆▆ 4500 Osnabrück

Ambulant: 03.05.91

Diagnose:
EMD.
Vasomotorische Kopfschmerzen.
Depressives Syndrom.

Therapie:
Naudicelle plus 3 x 1; Aspirin 100, 1 x 1.
Krankengymnastische Übungsbehandlung.

Procedere:
Verlaufskontrolle.

Sehr geehrter Herr Kollege ▆▆▆

Wir berichten über obengenannte Patientin.

Vorgeschichte:
Wir dürfen auf frühere Berichte verweisen. - Zur Zwischenanamnese berichtete Frau V. über Besserung. Noch Beschwerden im linken Kniegelenk sowie Beeinträchtigung der Feinbeweglichkeit, der körperlichen Belastungsfähigkeit. Einmaliges Auftreten migräneartiger Kopfschmerzen Anfang April 1991. Gelegentliche Verspannung der Nacken-Schulter-Muskulatur. - Patientin möchte ihre Arbeit wieder aufnehmen.

Neurologischer Befund:
Im Kopf-Hirnnervenbereich keine Ausfallserscheinungen. An den Extremitäten latente Hemiparese links mit Betonung der Muskeleigenreflexe, kein Babinski-Zeichen. Keine sensible Störung. Leichte Bradydysdiadochokinese links. Carotiden unauffällig.

Spezielle Diagnostik:
Evozierte Potentiale:
Bei Ableitung der visuellen evozierten Potentiale Latenz P 100 rechts mit 120 und links mit 118 msec. verlängert.

Im Tibialis-SEP beidseits kein sicher verwertbares Reizantwortpotential erhältlich.

2

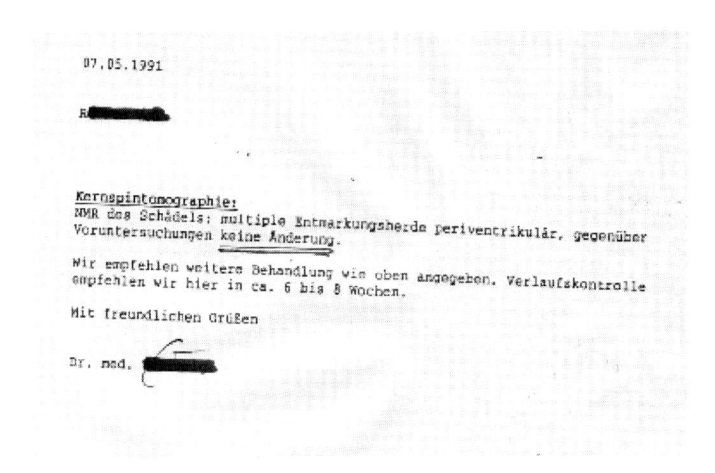

```
07.05.1991

R█████

Kernspintomographie:
NMR des Schädels: multiple Entmarkungsherde periventrikulär, gegenüber
Voruntersuchungen keine Änderung.

Wir empfehlen weitere Behandlung wie oben angegeben. Verlaufskontrolle
empfehlen wir hier in ca. 6 bis 8 Wochen.

Mit freundlichen Grüßen

Dr. med. █████
```

Bezüglich des Feldversuches mit Interferon möchte ich Folgendes vortragen:

Die Schulmedizin sollte den Versuch mit Interferon noch einmal starten, dann aber gleichzeitig mit Abpuffern der Säuren. Ich glaube, das gibt dann den gewünschten Erfolg.

Pankreaskrebs

Eine Patientin aus dem Nordkreis war schon einige Monate bei mir in Behandlung. Nun brachte sie ihren Mann mit und berichtete, er habe Bauchspeicheldrüsenkrebs und die Ärzte hätten gesagt, dass man nicht operieren könne.

Sie fragte, ob ich ihm ebenfalls die Injektionen in die Vene geben könne, wie sie sie bekäme, damit er die Krankheit besser überstehen könne.

Diesen Pankreaskrebskranken habe ich einige Monate behandelt. Mit den Injektionen fühlte er sich relativ gut. Eines Tages kam seine Frau zu mir, um sich bei mir zu bedanken: „Mein Mann ist ohne Schmerzen ganz zufrieden in meinen Armen eingeschlafen. Ohne die Injektionen wäre das sicher nicht möglich gewesen. Ich danke Ihnen so sehr!"

Noch mehrmals hat diese Frau bei ihren Besuchen in meiner Praxis diesen Dank ausgesprochen. Trotz ihrer Trauer war sie glücklich über den Verlauf des Sterbens ihres Mannes.

Neurodermitis

Bald danach wurde ihre zweijährige Enkelin in meiner Praxis vorgestellt. Dass dieses Kind Neurodermitis hatte, war nicht zu übersehen. Der Körper der Kleinen war gerötet und übersät mit zerkratzten Pusteln.

Die begleitende Mutter berichtete, dass sie mit ihrer Tochter in der Schwarzwaldklinik gewesen sei, aber – wie zu sehen – ohne Erfolg.

Ich sagte zu der Mutter: „Eine orale Therapie ist in diesem Fall völlig nutzlos, da müssen wir in die Vene injizieren."

Mit der Zweijährigen habe ich erst einmal ein vertrauensvolles Gespräch geführt. Sie wisse ja, wie schlimm das Jucken und wie zerkratzt ihr Körper sei und dass es so nicht ein Leben lang weitergehen könne. Und im Übrigen wolle sie ja einen Mann haben, wenn sie groß ist. Da müsse sie ganz schön aussehen. Daher müssten wir einen kleinen Pieks machen und sie müsse schön stillhalten.

Das verstand die Kleine und, man sah es ihr an, sie war sehr willig.

Der begleitende Vater war bereit, ihren Arm zu halten. Bei dem Einstich, der sehr gut gelang, verzog die Kleine keine Miene. Es gab kein Geschrei. Verwendet wurde der 0,5 Venofix. Injiziert wurde das von mir so genannte Kinder-Calcium:

- Calcium Carbonicum/ Cortex Quercus (heute: Calcium Quercus Inject)
- Juniperus 2 x 2 ml
- 2 Ampullen Natriumhydrogencarbonat (dem Alter und Gewicht entsprechend)

Nach drei Wochen wurde die zweimalige wöchentliche Injektion durch eine Ampulle Calcium EAP ergänzt. Nach zwei Monaten reichte dank der guten Besserung eine Injektion pro Woche.

Nach einem halben Jahr war das Kind frei von Neurodermitis.

Der Vater war so überzeugt, dass er auch zur Behandlung kam.

Später brachte er seine drei Kinder jedes Mal zur Behandlung, wenn im Kindergarten oder in der Schule eine infektiöse Krankheit grassierte. Während der einstündigen Behandlung machte er Besorgungen.

Die Kinder legten sich brav auf die Liegen, jeweils ein Kind in einer Kabine. Je nach Alter bekamen sie zwei bis vier Ampullen Natriumhydrogencarbonat:

- Die jüngste Schwester, vier Jahre alt, bekam zwei Ampullen,
- die ältere Schwester, sechs Jahre, erhielt drei Ampullen und
- der ältere Bruder, etwa zehn Jahre, vier Ampullen.

Das jüngste Mädchen bekam Calcium Quercus, die frühere Neurodermitiskranke jetzt schon Calcium EAP und der Bruder Calcium Sandoz 10 % sehr langsam injiziert.

Vor den Injektionen muss unbedingt der Blutdruck gemessen werden.

Zu den Calcium-Injektionen bekamen die Kinder 5 ml Vitamin C 1000 mg, 2 ml Echinacea und 2 ml Juniperus (auch leider nicht mehr im Handel) injiziert.

Die drei Kinder blieben bis zu meinem Ruhestand in Behandlung.

Von der Mutter dieser Kinder habe ich auch noch zu berichten.

Schwangerschaftserbrechen

Sie hatte Schwangerschaftsbeschwerden mit Erbrechen. Allerdings so stark, dass sie in eine Klinik eingewiesen wurde. Danach kam sie zu mir und berichtete, sie habe dort unter anderem Vitamininfusionen bekommen. Diese habe sie nicht vertragen; ihr Zustand sei schlechter geworden.

Ich vereinbarte mit ihr eine zweitägige Behandlung – auch über das Wochenende hinaus.

Die Patientin erhielt vier Ampullen Natriumhydrogencarbonat zur Abpufferung der Säure,

da sie ein azidotisches Erbrechen hatte. Dazu erhielt sie Calcium-, Kalium- und Magnesium-Ampullen injiziert.

Das starke Erbrechen ließ nach einigen Behandlungen nach und es ging ihr wieder gut.

Orale Behandlung einer Neurodermitis im Anfangsstadium

Zur gleichen Zeit hatte ich einen 4-jährigen Jungen mit Neurodermitis in Behandlung.

Die Krankheit war im Anfangsstadium und ich schlug deshalb eine orale Behandlung mit Bicarbonat und Calcium vor. Der Junge schluckte das bittere Bicarbonat mit Todesverachtung und die Resorption war so gut, dass die Therapie zur Heilung führte.

In dem Fall konnte man auf die intravenöse Behandlung – Punktieren der Kubitalvene – verzichten.

Psyche – Wie man entlaust

Es gibt nichts, was es nicht gibt!

Da kam eine Frau in die Praxis und sagte: „Ich habe Läuse. Ich habe den ganzen Körper voll. Ich merke wie sie laufen, ich kann sie auch knacken und ich höre wie es knackt."

Die Frau machte einen sauberen Eindruck und hatte keine Kratzspuren, also war es eine Einbildung.

Ich machte eine Irisdiagnose und stellte fest, dass sie stark angesäuert war.

Nun ist ja bekannt, dass Säure im Körper für viele, auch psychische Krankheiten ausschlaggebend ist.

Also bat ich sie in die Kabine hinein. Sie nahm auf der Liege Platz. Ich nahm einen Venofix und nach dem Abstauen der Vene punktierte ich diese und gab viermal 20 ml Natriumhydrogencarbonat und je eine Ampulle Kalium, Calcium und Magnesium hinein.

Nach der Behandlung meinte sie: „Ich glaube, ich habe jetzt weniger Läuse!"

Wir vereinbarten einen weiteren Termin.

Die Frau hatte es so drastisch und dramatisch geschildert, dass mir der Rücken juckte. Da ich niemanden hatte, der mich hätte kratzen können, lehnte ich mich an den Türpfosten und rieb mir den Rücken an der Zarge.

Als die Frau wiederkam, sagte sie: „Jetzt habe ich viel weniger Läuse und ich brauche sie auch nicht mehr zu knacken."

Na, dachte ich, dann ist das ja die richtige Methode, und wir vereinbarten einen weiteren Termin.

Nach der dritten Behandlung sagte die Patientin: „Ich habe keine Läuse mehr, sie sind weg."

Notiz aus dem DAK-Magazin fit! 1/2011 Seite 7:

„Psychische Erkrankungen nehmen zu"

„Rund zwölf Prozent der DAK-Versicherten, die im vergangenen Jahr krankgeschrieben waren, litten unter psychischen Störungen. Sehr viele von ihnen unter Depressionen. Die DAK hat die Krankenschreibungen von über 2,6 Millionen Erwerbstätigen analysiert und die Ergebnisse im DAK-Gesundheitsreport 2011 veröffentlicht. Demnach stieg 2010 der Anteil der psychischen Erkrankungen an allen Fehltagen so stark wie nie zuvor. Depressionen & Co. spielen heute beim Krankenstand eine fast doppelt so große Rolle wie noch 1998."

Warum führt man nicht die **Basenspritze** durch?

Zwerchfellhochstand, Hodenentzündung und Bronchitis

Ein gebürtiger Sachse – man hörte es deutlich an der Sprache – kam zu mir in die Praxis.

Er klagte über Schmerzen in der linken Brustseite und bangte um sein Herz.

Ich habe an den schmerzenden Stellen Procain gespritzt und ihm klargemacht, dass er an Zwerchfellhochstand litt und dass er keine Angst vor einem Herzinfarkt haben müsse. So schlimm sei die Sache nicht. Damit ging er wieder beruhigt nach Hause.

Dann kam er wieder einmal zu mir und klagte darüber, dass er einen Bruch habe. Er zeigte ihn mir und fragte, ob man ihn wegspritzen könne.

Ich habe ihm erklärt, dass der Bruch viel zu groß sei, um ihn noch wegspritzen zu können. Ich hätte schon mal bei einem kleineren Bruch mit dem Wegspritzen Erfolg gehabt, aber der seine sei wirklich zu groß und müsse operiert werden.

Doch der Mann meinte, ich solle einen Versuch machen, vielleicht würde der Bruch dann kleiner und er hätte weniger Beschwerden und Schmerzen. Also probierten wir seine Wunschtherapie. Aber natürlich hat sich – wie schon vermutet – zu wenig am Bruch getan.

Eines Tages kam er zu mir und sagte, er sei im Krankenhaus gewesen, um sich den Bruch operieren zu lassen. Da er aber auch eine Hodenentzündung hatte, habe er auch deswegen nach einer Behandlung gefragt. Daraufhin hatte man ihm einen Schein vorgelegt: Operation des Bruches und Kastration.

Da hat er die Klinik fluchtartig verlassen und fragte jetzt nach meinem Rat.

Ich habe ihm gesagt, dass wir jetzt erst einmal mit Calcium-, Vitamin C- und Echinacinspritzen abpuffern, damit der Körper Abwehrkraft bekommt. Außerdem solle er sein Skrotum (Hodensack) mit im Kühlschrank kühl gelagertem Magerquark einpacken. Das könne er eine Woche machen und dann wiederkommen.

Als er nach einer Woche wiederkam, waren die Beschwerden weg, er hatte keine Hodenentzündung mehr.

Nun fuhr er des Öfteren auch in seine alte Heimat, um dort Freunde zu besuchen und nach seinem Haus zu sehen. Bei der Gelegenheit hatte er, weil dort auch noch viele Hausschlachtungen üblich waren, Schweinewurst und vor allen Dingen Schweineleberwurst in Einmachgläsern mitgebracht und gegessen.

Das brachte ihm eine ganz eklige Bronchitis ein. Er hatte nicht nur weißes Sputum, sondern auch gelbes. So hatten sich also Staphylokokken und Streptokokken festgesetzt.

Aber auch das war mit einigen Behandlungen mit Natriumhydrogencarbonat, Calcium, Vitamin C und Echinacea-Präparaten zu beheben. Nach drei bis vier Behandlungen waren die Beschwerden und der Husten beseitigt.

Ich habe ihm gesagt, dass er diese Wurst lieber nicht essen solle, sondern dafür lieber Obst und Gemüse, dann würde er das auch nicht wieder bekommen.

Herzinfarkt

Ein Bekannter kam zu mir in die Praxis, der gerade einen frischen Herzinfarkt erlitten hatte, was kein Wunder war, denn er trank große Mengen Kaffee, rauchte jede Menge Zigaretten und hatte auch beruflich viel Stress.

Er sollte eine Bypass-Operation bekommen und fragte mich, ob diese zu umgehen sei.

Ich sagte: „Das ist möglich. Man kann über Abpuffern mit Natriumhydrogencarbonat, Kalium, Magnesium und Vitamin C wieder eine Normalität erreichen."

Er sah mich sehr ungläubig an und ich schlug ihm vor, aus meiner Bibliothek ein Buch mitzunehmen, in dem ausgeführt ist, dass man mit oralen Gaben von Mineralien eine Schutztherapie aufbauen kann.

Anstatt des stoffwechselchemischen Behandlungskonzeptes würden die orthodoxen Kardiologen ein überholtes mechanisches Konzept verfolgen, nämlich die Herzkranzarterien zu erweitern bzw. Bypass-Operationen vorzunehmen.

Ich machte ihm klar, dass durch meine intravenöse Applikation der Mineralien und der zusätzlichen Gaben von Natriumhydrogencarbonat eventuelle gastrointestinale Resorptionsstörungen umgangen werden und damit eine wesentlich wirksamere Applikation erreicht wird als nur durch die orale Gabe.

Ich schlug ihm noch vor, sich die verschreibungspflichtigen Strodival-Kapseln Quabain (Strophanthin) von seinem Arzt verschreiben zu lassen.

Nachdem der Patient, der mit seiner Gesundheit so bedenkenlos umgegangen war, dieses Buch gelesen hatte, war er überzeugt und wollte sich von mir behandeln lassen. Und das wurde auch durchgeführt, wie vorher beschrieben, und zwar anfangs wöchentlich.

Nach einer Behandlungszeit von etwa drei Monaten ließ er sich von einem Kardiologen untersuchen und erhielt den Bescheid, dass er zu den Fällen gehöre – es käme unter 1.000 höchstens einmal vor – , bei denen eine Vernarbung nicht mehr festzustellen sei.

Er ist immer noch mein Patient und kommt einmal im Monat zur Behandlung. Er trinkt nicht mehr so viel Kaffee und raucht auch nicht mehr. Aber wie es so ist: Wenn es einem Menschen gut geht, fällt er in alte Gewohnheiten zurück (zumindest trinkt er täglich mindestens eine Tasse Kaffee).

Auch ist die Ernährung des Patienten sehr einseitig, z. B. Sauerkraut mit Ananas, Steak mit Eisbergsalat, abends trinkt er Rotwein. Mein Einwand, dass Rotwein einen pH-Wert von 5 hat, fruchtete nicht. Trotzdem liegt sein Herzinfarkt jetzt 17 Jahre zurück.

Das Krankenhaus als Hotel?

In der Neuen Osnabrücker Zeitung war zu lesen, es gebe jetzt in einer Klinik eine extra Abteilung für Erste-Klasse-Patienten. Alles sei wie in einem Hotel.

Darüber sprach ich mit meinem Herzinfarktpatienten, der privat versichert ist, während einer Behandlung.

Er antwortete: „Ja, das gibt es auch in allen anderen Kliniken, auch Ein- und Zweibettzimmer – alles vom Feinsten! Das Essen ist besser, zum Frühstück gibt es knackige Brötchen."

Keiner sollte neidisch darauf sein, dass Reiche es auch bei Krankheit besser haben, denn die Ernährung ist genauso falsch, sie ist nicht basisch.

Die Operation ist bei jedem gleich. Es ist immer die gleiche Technik, ob nun der Professor operiert oder der Oberarzt. Meistens ist es sowieso der Oberarzt, denn der Patient bekommt ja nicht mit, wer operiert.

Man müsste politisch mehr die Gemeinschaft, den sozialen Zusammenhang in die Köpfe der Menschen bringen und es natürlich auch besonders in den Parteien und der Regierung vorleben.

Ja, wir sind ein Volk, aber nicht durch dauernde Demonstrationen, weil ständig politischer Unsinn verzapft wird. Es müssen endlich Verhältnisse geschaffen werden, die zukunftsorientiert sind, damit man planen kann (weil man Sicherheit hat). Kein Wunder, dass es in Deutschland Kindermangel gibt – ohne Planung keine Kinder!

Wenn ständig eine neue Gesundheitsreform beschlossen wird, dann ist das keine Sicherheit.

Auch bei den Krankenkassen könnte man mehr sparen. Kleine Kassen könnte man zusammenschließen.

Den Verwaltungsrat von 30 Mitgliedern könnte man um mindestens die Hälfte kürzen. Was heißt es denn, dass da ehrenamtliche Mitglieder sitzen? Ehrenamtlich bedeutet für mich, dass ich ohne jede Kostenerstattung arbeite. Diese Mitglieder bekommen jedoch eine Aufwandsentschädigung. Wie hoch ist aber der Aufwand, wie hoch ist die Entschädigung und wie groß ist wirklich der Nutzen?

Stammzellenstudie

Während einer anderen Behandlung erklärt mir der Herzinfarktpatient Folgendes: Er habe an einer Stammzellenstudie teilgenommen. Vorher habe er unterschreiben müssen, dass er zur Kenntnis genommen habe, welche Risiken dabei bestehen.

Es seien fünf Behandlungen gewesen im Gesamtwert von 100.000 €. Davon würden 80.000 € mit Fördergeldern gesponsert. Die Privatkasse habe 20.000 € gezahlt. Kosten für Krankenhausaufenthalt mit

Verpflegung und OP (Bauch aufschneiden, damit man mit der Spritze an den Herzmuskel kommt, um die Stammzellen zu infiltrieren) und das Zunähen des Bauches.

Für diese Studie zahlt die Kasse 20.000 € ohne mit der Wimper zu zucken, aber bei der Heilpraktikerrechnung zieht sie die Kosten von 16,80 € für Basosyx ab. Wo bleibt da die Logik?

Basosyx beugt vor, damit die Herzzellen im basischen Bereich gut arbeiten können und keine Azidose mit Herzinfarkt entsteht.

Basen sind eine kausale Therapie, alle anderen Therapien sind symptomatisch.

Ich hatte diesem Patienten, wenn Sie sich erinnern, empfohlen, sich die rezeptpflichtigen Strodival-Kapseln vom Arzt verschreiben zu lassen. Er nimmt davon morgens zwei und abends zwei Kapseln ein. Doppelt hält besser, wenn man nicht gesund lebt, meint mein Patient. Aber bei ungesundem Leben werden die neuen Stammzellen genauso reagieren wie die bisherigen alten Herzzellen: sauer!

Weingenuss

Es war wieder mein Herzinfarktpatient bei mir in der Praxis. Er kam meist alle vier Wochen zur Behandlung, ausnahmsweise auch erst in sechs oder acht Wochen.

Man unterhält sich oft während der Behandlung, und so stellt sich heraus, dass er abends oft essen geht. Man sieht es, wenn er wieder stark an Gewicht zugenommen hat. Einmal im Jahr macht er in einem Sanatorium eine Hungerkur. Aber dann gibt es den Jo-Jo-Effekt und bald hat er wieder einen Bauch.

Dann erzählt er, dass er jeden Abend Wein trinkt. Ich frage: „Rotwein?" Er antwortet: „Nein, Weißwein." Nun muss ich ihn natürlich darauf aufmerksam machen, dass Wein ansäuert – er sollte ihn deshalb lieber weglassen. Er behauptet, er brauche ihn. Wahrscheinlich die Nachwirkung der Hungerkur; da soll es auch Weißwein geben, wohl damit die Psyche durchhält.

Nun wird behauptet, Rotwein sei gesund, man habe einen Stoff gefunden, der sogar gegen Krebs gut sei.

Das erfreut die Weinproduzenten, die Verkäufer und die Weintrinker, denn jetzt haben sie einen Aufhänger, mit dem sie ihre Trunksucht begründen können. Schulmedizinisch gesehen ist täglicher Verzehr von Alkohol eine Sucht!

Es wird aber verschwiegen, dass es zahllose Wirkstoffe im Rotwein gibt, die schädlich sind. Außerdem säuert auch der Rotwein an und kann unter diesem Gesichtspunkt nicht gesund sein. Man müsste ihn eher als krankmachend einstufen.

Ein Bekannter, er ist nicht Patient bei mir, hält als Millionär mehr von der Schulmedizin; und das soll ihm auch selbst überlassen sein.

Doch kann er es sich nicht verkneifen, meine Meinung bezüglich seines schmerzenden Knies (Arthrose) einzuholen.

Ich sagte ihm, jeden Abend Rotwein zu trinken, sei nicht ratsam.

Darauf seine Antwort: „Dann nehmen Sie mir ja ein großes Stück Lebensqualität!"

Da frage ich mich, ob tägliche Schmerzen Lebensqualität sind.

Für mich ist Lebensqualität: Gesundheit bis ins hohe Alter!

Akupunktur mit Creme

Eine Mittsechzigerin kam mit ihrer Tochter (Lehrerin) in die Naturheilpraxis mit der festen Vorstellung, sie möchten Akupunktur haben.

Als sie zum zweiten Mal kamen, hatte sich die Mutter mit einer Creme eingerieben, die schon sehr alt sein musste, denn sie roch ranzig. Der Geruch war furchtbar. Ich wollte sie nicht beleidigen und fragte mich, wie ich ihr beibringen konnte, dass sie beim nächsten Mal die ranzige Creme weglässt.

Früher habe ich bei der Akupunktursuche ein Suchgerät, den sogenannten Piepser, benutzt. Ich hatte inzwischen einen Akupunkturkursus bei Herrn Gießen in Düsseldorf besucht, der nicht nur Theorie, sondern auch Praxis vermittelte.

Dort hatten wir gelernt, dass die Punkte kleine Dellen in der Nähe der Knochen sind. Mit der Fingerkuppe konnte man diese fühlen.

Diese Suche ging schneller als mit dem Suchgerät. Übrigens konnte man oft beim Einstich einen leichten Knall (der Chinese sagt Chi dazu) hören. Dieser ist dem starken Knall vergleichbar, der entsteht, wenn man mit dem Schraubenzieher einen Kurzschluss in einer Elektrosteckdose erzeugt. Also sind die Akupunkturlinien elektrische Leitungen, durch die Mineralien im Körper fließen, und die Akupunkturpunkte sind die „Abzweigdosen".

Jetzt konnte ich dieses Verfahren, um die Frau nicht zu beleidigen, nicht anwenden und musste die Punkte mit dem Piepser suchen. Ich fuhr mit dem Gerät über ihren Körper und plötzlich piepste es aus allen Ecken und Enden ihres Körpers. Ich fragte: „Haben Sie sich eingecremt?" Sie antwortete mit Ja. Ich sagte: „Die Creme leitet, jetzt piepst es überall. Vor der Akupunktur dürfen Sie sich nicht eincremen."

Die nächsten Besuche ohne ranzige Creme waren dann wieder angenehmer.

Später traf ich Mutter und Tochter im „Witthus" in Greetsiel wieder. Und dann noch einmal in Osnabrück. Da fragte die Mutter: „Können Sie sich noch erinnern, als das Gerät dauernd piepste? Ich hatte mich doch eingecremt, weil ich gut riechen wollte!"

Ich antwortete: „Natürlich kann ich mich noch daran erinnern."

Und ob!

Vortäuschung einer Bewusstlosigkeit

Eine 25-jährige Patientin aus Melle-Gesmold war schon des Öfteren in Behandlung gewesen und hatte zuletzt in größeren Abständen die **Basenspritze** erhalten.

Sie lag in der Kabine drei und drückte mit dem Finger auf den Tupfer. Nach etwa fünf Minuten sagte ich: „Jetzt wird es dicht sein, kommen Sie bitte ins Sprechzimmer!"

Sie nahm auf dem Stuhl Platz und wir wollten abrechnen.

Da rutschte sie mit den Füßen voraus langsam vom Stuhl, bis sie auf dem Boden lag. Ich dachte, sie wäre kollabiert, holte eine Injektion mit Effortil und injizierte diese subkutan in den Oberarm. Bisher hatte eine Injektion von dem Kreislaufmittel immer gereicht, und der Patient war wieder putzmunter.

Hier aber tat sich nichts. Also verabreichte ich eine zweite Injektion. Auch danach kam keine Reaktion.

Darum gab ich ihr noch die dritte Injektion – ohne Ergebnis!

Ich dachte: Wenn du ihr noch eine vierte Injektion gibst, kann der Blutdruck so hoch gehen, dass sie einen Schlaganfall bekommt. Was tust du nun?

Kurz entschlossen schlug ich ihr links und rechts auf die Wangen und rief: „Los, aufwachen!"

Da öffnete sie die Augen und setzte sich wieder auf den Stuhl.

Gegenüber in der zweiten Kabine lag der Jurist und schaute gegen die Decke, als wenn ihn das alles nichts anginge. Oder ahnte er schon mehr?

Ich habe lange darüber nachgedacht und immer wieder den Fall konstruiert.

Ich kam zu dem Schluss:

- Erstens kollabiert man nicht zehn Minuten nach der Behandlung,
- zweitens rutscht man nicht mit den Beinen zuerst vom Stuhl, sondern Kopf und Oberkörper klappen nach vorn und der Patient fällt so vom Stuhl,
- drittens ist der Patient schon nach einer Kreislaufinjektion voll ansprechbar.

Warum öffnete die Patientin die Augen, als sie links und rechts etwas an die Wangen bekam?

Glaubte sie, ich würde Mund-zu-Mund-Beatmung machen? Das gibt es unter Laien, aber nicht in einer Praxis, wo es bessere Mittel, nämlich Effortil, gibt!

Etwas zum Schmunzeln – Erziehung des Ehemanns

Ich war zu einem Hausbesuch in der Nähe des Funkturms gerufen worden.

Es war kurz vor dem Mittagessen und die Frau sagte zu ihrem Mann: „Hol doch bitte mal die Kartoffeln aus dem Keller!" Er ging in den Keller hinunter.

Dann beklagte sie sich bei mir: „Man muss ihm alles sagen. Von selbst macht er nichts!"

Ich fragte: „Wollten Sie ihn nicht so haben, haben Sie ihn nicht danach erzogen?"

Da meinte sie: „Da haben Sie eigentlich recht!"

Danach nahm ich mit Lampe und Lupe die Untersuchung am Auge vor und verschrieb ihr die notwendige Naturarznei, während der Mann mit seinen Kartoffeln die Treppe hochgehechelt kam.

Ja, man erlebt schon drollige Dinge!

Tödlicher Herzinfarkt

Mein Friseur war viele Jahre bei mir als Patient. Er kam ein- bis zweimal monatlich zur Behandlung.

Eines Tages sagte er mir, er wolle nach Süddeutschland gehen und dort einen Salon eröffnen, denn da sei das Klima besser.

Ich erwiderte: „Wenn man da arbeitet, ist das Klima auch nicht besser. Es ist nur besser, wenn Sie dort für einige Zeit sind und sich erholen und nicht arbeiten."

Nun, er hat das nicht geglaubt, und seine Angehörigen sagten, er habe viel Heimweh nach Osnabrück gehabt.

Als er dann Rentner war, kam er wieder nach Osnabrück zurück.

Da er nicht mehr zu mir in die Praxis kam, fragte ich ihn nach dem Grund. Er war nicht mehr in der Privatversicherung und wollte kein Geld für die Naturheilkunde ausgeben.

Inzwischen hatte sein Sohn den Salon übernommen und ich fragte ihn beim Haarschnitt, wie es seinem Vater gehe. „Mein Vater ist tot", sagte er und es ging ihm ziemlich nahe. Auch ich war sehr erschrocken.

Der Vater hatte Tennis gespielt und dabei einen Herzinfarkt erlitten.

Ob es da nicht besser gewesen wäre – auch wenn er nicht mehr in der privaten Krankenkasse versichert war –, weiterhin persönlich Geld auszugeben und seine Gesundheit zu erhalten?

Ich lege viel Wert auf eine Entsäuerungstherapie und diese wirkt ja immer gegen Herzinfarkt, Schlaganfall und viele andere Krankheiten.

Tablettensucht und Siechtum

Ich war zum Frucht-Großmarkt in Hasbergen-Gaste gefahren. Die Pressapfelsinen waren verbraucht und ich wollte gern wieder morgens ein Glas frischen Orangensaft trinken.

Der Verkäufer – Fan von Schalke 04 – humpelte. Ich fragte ihn, ob er beim Fußballspielen etwas auf die Knochen bekommen habe. Er sagte: „Nein, ich spiele schon seit meinem 18. Lebensjahr nicht mehr, die Hüften waren kaputt! Jetzt habe ich ein entzündetes Zehengrundgelenk."

Ich antwortete: „Dann ist das sicher Gicht. Sie sollten kein Fleisch essen, besser sind Gemüse und Obst."

Da sagte er mir, und ich gebe es wörtlich wieder: „Wenn ich auf Fleisch verzichten soll, dann fresse ich lieber Tabletten!"

Solchen Menschen ist nicht zu helfen, sie sind nicht einsichtig genug, Siechtum ist vorprogrammiert.

Diese Kranken verursachen hohe Kosten, denn eines Tages müssen sie pflegerisch betreut werden.

Nach **Basenspritze** wieder Luft beim Treppensteigen

Oft kamen Patienten in die Praxis, die beim Treppensteigen keine Luft mehr bekamen und eine Pause einlegen mussten. Ich habe die Patienten, meist Männer, mit der **Basenspritze** abgepuffert.

Danach forderte ich sie auf: „Laufen Sie doch einmal die Treppe hoch", es waren drei Stockwerke bis zum Dachboden, „ob Sie das jetzt flott und ohne anzuhalten schaffen."

Es ging, sie brauchten nicht anzuhalten, nicht zu japsen, sie stiegen zügig die Treppen hoch!

Tremor

Ein etwa 50-jähriger Mitarbeiter, Leiter der Materialausgabe an der Universität, kam zur mir in die Praxis und klagte, er könne keine Tasse halten, sie würde auf der Untertasse klappern. Er machte es mit meiner Teetasse vor. Es hörte sich erschreckend an. Er fand es peinlich! Und ich sollte ihn davon erlösen.

Ich sagte ihm, er möge mal die Arme vorstrecken und die Augen schließen. Er hatte einen Tremor.

Er war außer sich über seinen Zustand und sehr gestresst.

Nach der Irisdiagnose habe ich ihn mit der **Basenspritze** behandelt und zusätzlich im Halswirbelbereich Procain deponiert.

Zittern und Tassenklappern waren weg.

Er kam später öfter wegen Stress im Beruf wieder. Die Behandlungen täten ihm gut, ihn mache es nervös, wenn eine Traube Studenten und Studentinnen in sein Lager gestürmt käme und alle wollten etwas anderes und möglichst schnell.

Als er im Ruhestand war, ist er nur noch einmal zum Abpuffern gekommen. Nachdem der Stress weggefallen war, ist er dann wohl ohne Behandlung ausgekommen.

Fieber beim Kind durch Azidose

Es kam ein Anruf aus Bad Essen: „Unsere Enkelin hat schon seit acht Wochen Fieber und der Kinderarzt weiß nicht weiter. Können wir vorbeikommen?"

Ich sagte, dass sie kommen könnten.

Als das Kind durch die Tür kam, sah ich schon, was los war. Es war kalkweiß. Meine Diagnose stand deshalb sofort fest: Azidose.

Bei einer Ansäuerung können Kinder leicht Fieber bekommen und kein Mensch findet den Grund heraus.

Ich habe dann gefragt: „Was isst das Kind denn so?" Da meinte die Mutter: „Am liebsten isst sie ein Heißmacherwürstchen mit einer Scheibe Brot dazu."

Frage: „Und was trinkt sie?" Antwort: „Die kleinen Trinkpäckchen Sunkist."

Da sagte ich, dass es dann kein Wunder sei, wenn das Kind Azidose und damit Fieber bekäme. Ich empfahl, die Ernährung einfach auf Obst und Gemüse umzustellen. Dann würden wir ja sehen, ob das Kind nach einiger Zeit wieder gesund und ohne Fieber sei.

Ich gab den Tipp, einen Teller mit frischem Obst und Gemüse auf einen Stuhl oder Hocker zu stellen und das Kind beim Spielen davon essen zu lassen, wenn es Lust darauf hätte. Am Tisch sollte es nicht zum Essen gedrängt werden. Ich verschrieb noch einen Nierentee, den das Mädchen trinken sollte, und das Lebermittel Carduus Marianus Similiaplex.

Schon nach vier Tagen kam die Nachricht, dass die Enkelin kein Fieber mehr habe. Sie sei auch nicht mehr so müde und fühle sich besser.

Ich sagte: „Machen Sie immer so weiter."

Impotenz

Es kam ein etwa 35-jähriger Mann in meine Praxis und sagte: „Ich bin impotent. Ich esse schon zehn Soleier am Tag, und das hat nichts genützt."

Ich antwortete: „Zehn Soleier zu essen, ist genau das Gegenteil dessen, was richtig ist. Ich werde Sie jetzt von der Säure abpuffern. Das machen wir zweimal, und dann ernähren Sie sich richtig mit Obst, Gemüse und Frischkost."

Tja, und das hat geholfen.

Diarrhoe (Durchfall)

Eine 76-jährige Frau kam zu mir in die Praxis und klagte über Durchfall. Na, dachte ich, das ist ja interessant, dass sich der Körper in dem Alter noch wehrt und die Säure über den Darm ausleitet.

Ich habe sie auch abgepuffert. Sie bekam

- 4 Ampullen Natriumhydrogencarbonat
- 1 Ampulle Trophicard
- 1 Ampulle Calciretard und
- 1 Ampulle Cormagnesin 200

Danach war der Durchfall zunächst einmal weg.

Sie kam später von Zeit zu Zeit wieder, denn sie stammte aus einer Schlachterfamilie und es war so, dass sie ihre Ernährung nicht entsprechend umgestellt hatte und sich der Körper immer wieder mit Durchfall wehrte (was allerdings in dem Alter sehr selten ist und eher bei jüngeren Menschen vorkommt).

Entgiften durch Erbrechen

Eine Patientin erklärte mir, ihr sei in der Meller Straße schlecht geworden, sie habe auf der Straße gelegen. Passanten hätten den Arzt gerufen, der seine Praxis gleich in der Nähe hatte.

Sie habe erbrochen, was ihr sehr peinlich gewesen sei.

Doch der Arzt hätte ihr gesagt, das sei ihr Glück gewesen, damit hätte sie entgiftet. Also, so ein älterer Arzt hat sicher seine Erfahrungen, und er hatte es richtig erkannt, dass die Patientin Säure erbrochen hatte.

Sie wollte jetzt meine Hilfe.

Die Irisdiagnose ergab eine Azidose. Sie hatte Verspannungen und Myogelosen.

Die **Basenspritze** brachte ihr baldige Erholung.

Schwitzen – Selbsthilfe des Körpers bei Azidose

Genauso gut kann es aber auch sein, dass der Körper versucht, die Säure über das Schwitzen loszuwerden.

So kam ein Optiker zu mir und klagte, er müsse nachts wohl zehnmal sein Schlafzeug wechseln, denn das sei jeweils völlig durchnässt.

Ich habe ihn abgepuffert, mit der gleichen Therapie wie die Durchfall-Patientin.

Nach zwei Behandlungen war das Schwitzen vorbei.

Er ist dann nach Jahren wiedergekommen (zu meinem Nachfolger), weil er noch einmal Beschwerden hatte. Mein Nachfolger hat ihn entsprechend behandelt.

Seitdem hat sich der Patient nicht mehr gemeldet.

Katholischer Pastor mit metabolischer Azidose

Besonders gut kann ich mich an einen katholischen Pastor erinnern. Er kam mit seiner Haushälterin in die Praxis und klagte über Erschöpfung, ihm fehle der Schwung. Auch hier ergab die Untersuchung eine metabolische Azidose.

Mir war inzwischen bekannt, dass Haushälterinnen oft deftige Nahrung zubereiten.

Diese war auf einem Bauernhof geboren worden und hatte dort gelebt und gegessen.

Schon früher einmal (in Heiligenblut/Österreich) hatte ich durch eine Vermieterin gehört, dass die Haushälterin des Pastors eine derbe Küche bevorzuge und der junge Pastor schon stark zugenommen habe. Sie fragte mich, ob sie die beiden einmal in ihr Haus bestellen dürfe. Ich willigte ein.

Mein Vortrag über gesunde basische Ernährung wurde zwar mit Interesse aufgenommen, aber – wie ich von der Vermieterin später hörte – nicht durchgehalten.

Ich habe mir die Konsultationen nicht honorieren lassen, da es ja mehr eine Gefälligkeit gewesen war. Ich bekam dann zwei alte Schindeln vom Kirchendach, das repariert wurde, geschenkt – noch immer ein schönes Andenken an die Zeit in Heiligenblut.

Nun zurück zu dem Pastor aus dem südlichen Landkreis.

Gegen die Azidose führte ich über die Vene Basen zum Abpuffern ein. Er war auch nach jeder Behandlung zufrieden, weil es ihm besser ging.

Er war privat versichert und bekam daher eine Rechnung.

Die Haushälterin lud mich zu ihnen nach Hause ein. Ich nahm dankend an und besuchte sie bald darauf. Im Wohnzimmer wurde ich bewirtet. Danach zeigte man mir das ganze Haus.

Besonders beeindruckte mich das Schlafzimmer. Es war ein riesengroßer Raum. Über drei Seiten waren mächtige Schränke aus Eiche verteilt. In der Mitte standen zwei Betten wie Ehebetten, und ich wunderte mich über das Vertrauen der beiden. Ich merkte, dass die Haushälterin besonders stolz auf ihr Schlafzimmer war.

Es versteht sich von selbst, dass ich zu niemandem jemals darüber gesprochen habe und auch in diesem Buch keine Namen bekannt gebe. Auch für den Heilpraktiker gilt die ärztliche Schweigepflicht.

Der Pastor kam noch einige Zeit mit der Haushälterin zur Behandlung. Dann fragte er, ob denn so eine Behandlung nicht länger helfen würde. Ich erklärte ihm, dass das nur möglich ist, wenn man strikt basisch lebt und noch jung ist. Mit höherem Alter könnte nur das Abpuffern der Säuren nützen und das müsse je nach Fall wöchentlich, vierzehntägig oder einmal im Monat erfolgen.

Eines Tages kam er nicht mehr zur Behandlung und ich hörte später von seiner Nichte, dass er einem Herzinfarkt erlegen war.

Nun wohnt die Haushälterin in einer kleinen Wohnung und geht arbeiten. So sind Schicksalsschläge, wenn man nicht nach der basischen Ernährung lebt und dem Heilpraktiker nicht glaubt.

Bessere Wirkung von Medikamenten nach Basenflut

Eine Arzthelferin kam an einem Montag zu mir in die Praxis und klagte, ihr ginge es „saumäßig schlecht".

Sie war mit ihrem Freund am Freitag mit dem Motorrad nach Italien gefahren und am Sonntagabend spät zurückgekommen.

Da konnte ich mir schon denken, wie das so zugegangen war: immer auf dem Bock, kurz an einer Pommesbude irgendetwas gegessen, um satt zu sein, und dann weiter. Daraus erklärte sich auch, dass es ihr schlecht ging.

Zuerst habe ich den Blutdruck gemessen, und der war systolisch 80. Ich sagte: „Bei 80 Blutdruck kann ich Sie nicht behandeln, es ist ja möglich, dass Sie kollabieren. Ich werde Ihnen erst einmal eine Injektion zur Kreislaufstabilisierung geben." Und dann habe ich ihr Sympatol injiziert.

Nach einiger Zeit habe ich wieder den Blutdruck gemessen: Es war keine Verbesserung eingetreten. Da habe ich noch einmal eine Ampulle Sympatol gespritzt.

Beim nochmaligen Blutdruckmessen war immer noch keine Wirkung festzustellen.

Und selbst nach der dritten Injektion blieb der Blutdruck bei 80 systolisch.

Daraufhin sagte ich zu ihr: „Es gibt höchstens die Möglichkeit, dass ich Ihnen Natriumhydrogencarbonat injiziere, denn dabei kann nichts passieren – da können Sie nicht kollabieren. Aber Calcium und Magnesium darf ich Ihnen nicht geben."

Damit war sie einverstanden und ich injizierte ganz vorsichtig die erste Ampulle Natriumhydrogencarbonat und danach eine zweite. Da sagte sie: „Oh, jetzt kribbelt es auf dem Kopf."

Darauf erwiderte ich: „Das ist gut, dann wird der Blutdruck kommen."

Ich habe ihr noch die dritte und vierte Ampulle injiziert, es waren somit insgesamt 80 ml.

Dann habe ich wieder den Blutdruck gemessen; sie hatte 120 und es ging ihr besser.

Nun habe ich einen Patienten, der als Rettungsassistent tätig ist, und wir tauschen manchmal – zumal wir uns schon sehr angefreundet haben – unsere Erfahrungen aus. Er hat mir auch bestätigt, selbst wenn sie ganz starke Kreislaufmittel spritzen (und sie haben ja stärkere Mittel als ich), ist die Wirkung oftmals nicht da. Aber sobald Natriumhydrogencarbonat nachinjiziert wird, setzt die Wirkung ein.

Wechseljahrsbeschwerden

Eine über 80-jährige Frau behauptete, sie hätte noch Wechseljahrsbeschwerden, denn sie würde immer Schweißausbrüche bekommen, und der Arzt hätte gemeint, in Ausnahmefällen gebe es das sicher auch, dass man in diesem Alter noch Wechseljahrsbeschwerden und Schweißausbrüche habe.

Ich sagte, dass ich das nicht glauben könne.

Als ich sie behandeln wollte, sagte sie: „Oh, jetzt habe ich wieder eine solche Hitzewallung!" Ich habe ihr schnell ein Glas Wasser geholt und gesagt: „Trinken Sie das mal!"

Sie hat es getrunken und drei Minuten später war die Hitzewallung vorbei.

Ich sagte ihr, sie müsse mehr trinken, dann würde sie keine Wechseljahrsbeschwerden und Hitzewallungen mehr haben.

Wenn man solche guten Vorschläge macht, kann man natürlich selbst kein Geld verdienen, aber darauf kommt es mir nicht an.

Psyche

Psychisch Kranke sind der Meinung, dass sie über die Psyche krank geworden sind.

Das stimmt nur, wenn es um den Verlust eines nahestehenden, lieben Menschen geht, den sie durch Trennung oder Tod verloren haben. Diese Psychotrauer besteht in der Regel aber nur ein Jahr, das sogenannte Trauerjahr.

Psychisch Kranke leben nicht basisch. Und so, wie die falsche Lebensweise sich auf den schwächsten Punkt auswirkt – der eine bekommt Rheuma, der andere Neurodermitis, Tinnitus usw. –, so wird einer physisch krank, weil das sein schwächster Punkt ist.

Zwei Beispiele:

a) Ich hörte von einem Freund, dass eine Familie, die drei Töchter hatte, sich absolut nicht gesund und auch nicht basisch ernährt hatte. Es habe z. B. viele Nudelgerichte gegeben. Das geht natürlich schneller, als wenn man Kartoffeln schälen muss. Schnell noch Ketchup darüber, fertig ist das Essen.

Die eine Tochter brachte sich um, die andere nimmt Psychopharmaka. Die dritte Tochter scheint als Jüngste noch gesund zu sein.

b) Die Frau sitzt den ganzen Tag mit Kaffee und Zigaretten vor dem Fernseher. Sie war schon mehrfach in einer Nervenklinik. Klar, dass bei der Lebensweise die Nerven leiden.

Colitis ulcerosa

Eine 30-jährige Frau, die gelegentlich spontan wegen Rückenbeschwerden (schmerzhafte Myogelosen) in die Praxis kam, sagte, dass sie jetzt eine Colitis ulcerosa (chronisch entzündliche Erkrankung des Dickdarms) habe.

Ihr Freund hatte unbedingt Analsex haben wollen. Sie war der Meinung, das sei der Ursprung der Erkrankung.

Vom Arzt bekäme sie Antibiotika, aber das würde nur für kurze Zeit wirken.

Ich schlug ihr Abpuffern der Säuren vor, um die pH-Werte zu regulieren, ferner eine Symbioselenkung des Darms mit Ozovit, Adiclair flüssig und den Tabletten, danach Paidoflor und Mutaflor.

Sie war so auf Antibiotika fixiert, dass keine weiteren Behandlungen erfolgten.

Ein Mann, 1946 geboren, kam ebenfalls mit einer Colitis ulcerosa in die Praxis. Er nahm Mesalazin (5-Aminosalicylsäure) 500 mg (fünf Tabletten täglich) ein und hatte so keine Beschwerden.

Die Schlafstörungen – er wurde nachts mehrfach wach – plagten ihn mehr.

Ich stellte irisdiagnostisch eine Unterfunktion der Nieren fest. Der Blutdruck betrug 127/93, der Puls 83, also lag eine metabolische Azidose vor.

Ich behandelte ihn mit der üblichen Anti-Acid-Methode durch Abpuffern der Säuren plus Infidyston-Ampulle sowie einer Verordnung von Neurapas-Filmtabletten und Korodin-Tropfen.

Seine Versicherung kam für zehn Heilpraktiker-Behandlungen auf. Danach beendete er die Anwendungen.

Seine Frau, 1942 geboren, hatte früher Nierenkoliken und war mit Antibiotika behandelt worden. Außerdem hatte sie sich einer Gebärmutter-OP unterziehen müssen.

Die Irisdiagnose ergab Niere, rheumatische Tophie, Krampfzeichen (Spasmolyse). Jetzige Beschwerden waren Zeh Gichtstoß, nächtliche Wadenkrämpfe, Mittelfinger der rechten Hand schmerzhaft, Rückenschmerzen.

Der Blutdruck betrug 112/75, der Puls 57.

Diagnose: Hypotonie, metabolische Azidose und HWS-LWS-Syndrom. Behandlung mit der Anti-Acid-Methode über die Vene.

Besserung nach fünf Behandlungen.

Basische Ernährung

Es besuchte mich ein Ehepaar – der Mann kam als Patient, er sah sehr knöchern aus und die Diagnose ergab, dass er eine Azidose hatte.

Er sagte, dass er eigentlich auf gesundes Essen Wert lege, nannte mir die Buchtitel über gesunde Ernährung, die er schon gelesen hatte, und fragte mich nach meiner Meinung.

Ich sagte ihm, dass das natürlich gut sei, aber das Wichtigste sei, dass er sich basisch ernähre. Ich nahm ihn mit in die Kabine und habe ihm das übliche Natriumhydrogencarbonat, Tropicard, Calciretard und Cormagnesin 200 injiziert.

Während er nach der Behandlung noch den Finger auf den Tupfer hielt, ging ich nach vorne ins Sprechzimmer.

Da flüsterte mir die Frau zu: „Sagen Sie doch meinem Mann, er soll alles essen, was auf den Tisch kommt."

Das konnte ich natürlich nicht tun. Erstens geht das gegen meine Überzeugung und zweitens würde der Mann nicht so dumm sein und mir das im Nachhinein glauben. Also habe ich es unterlassen.

Da der Mann nie wieder in meine Praxis gekommen ist, muss ich annehmen, dass die Frau ihm die weiteren Behandlungen ausgeredet hat.

Auch so etwas erlebt man.

Stress – Basenspritze hilft

Nach langer Zeit kam mein Freund, der Reformhausbesitzer, wieder zur Behandlung.

Er berichtete ganz aufgelöst wie folgt: „Als ich gestern Abend nach Hause gefahren bin, hat eine Bande versucht, mich am Waldrand zu überfallen. Ich konnte mich mit Mühe und Not noch bis auf mein Grundstück retten!"

Dort war sein Hund und für die Bande das Ende.

Er sagte: „Ich bin furchtbar im Stress, du musst mich abpuffern!"

Ich habe ihn wie üblich mit der **Basenspritze**

- 5 Ampullen (100 ml) Natriumhydrogencarbonat
- 5 ml Kalium
- 5 ml Calcium
- 5 ml Cormagnesin 200

abgepuffert.

Schon in der Mitte der Behandlung beruhigte er sich und am Schluss war sein Stress von ihm abgefallen und er fühlte sich ausgeglichen.

Noch eine Behandlung der gleichen Art, und er war wieder der Alte, zumal als Vegetarier (bei vernünftiger Ernährung tritt ein schnellerer Erfolg ein).

Nachdem er gehört hat, dass die Bauern Kühe und Hühner nicht nur mit Antibiotika füttern, sondern auch mit Hormonen, ist er Veganer geworden. Er wolle keinen Prostatakrebs bekommen.

Auswirkung nicht basischer Ernährung

*Die gesündeste Turnübung
ist das rechtzeitige Aufstehen vom Esstisch.*

(Giorgio Pasetti)

Eine korpulente Dame, die beihilfefähig war, kam wöchentlich einmal in die Praxis und ließ sich behandeln.

Nach einiger Zeit erklärte sie mir, dass sie morgens Rosinenbrot esse. Und ich sagte: „Wenn Sie jeden Morgen Rosinenbrot zu sich nehmen und mittags gut essen, dann haben Sie auch ein gutes Gewicht. Stellen Sie das doch um und essen Sie morgens Obst. Das ist doch gesünder."

Das hat sie einige Zeit getan und auch abgenommen.

Dann sagte sie eines Tages zu mir: „Zum Arzt gehe ich gar nicht mehr hin. Was soll ich da, der hilft mir ja nicht."

Ich antwortete: „Das geht aber nicht! Sie müssen bei ihrem Übergewicht wenigstens prüfen lassen, ob Sie Diabetikerin sind. Gehen Sie einmal wieder hin und lassen Sie die Diabetesuntersuchung machen."

Ich hätte zwar auch Blut abnehmen und einschicken können, aber ich verwies die Patienten, vor allem die, die nicht privat versichert waren, für diese Untersuchungen zum Arzt, damit sie diese Blutuntersuchungen nicht bei mir bezahlen mussten.

Die Patientin hat sich dann auch auf Diabetes testen lassen und verkündete in der nächsten Woche, dass sie keinen Diabetes habe.

Aber wie es so mit den Patienten geht, sie geraten oft wieder auf das alte Gleis, und ich hörte von anderen Patienten, dass die Frau in einem Café verkehre.

Es kann nicht gut sein, jeden Tag ins Café zu gehen und dort Kuchen zu essen und Kaffee zu trinken. Dann säuert man wieder an.

So kam es, dass sie eines Tages umgekippt war und im Wald gefunden wurde. Mit einem Krankenwagen wurde sie ins Krankenhaus und dort in die Abteilung Geriatrie gebracht.

Dort habe ich sie besucht. Sie erkannte mich nicht und ich ahnte, dass sie unter starken Schlafmitteln oder anderen Drogen stand.

Anschließend kam sie in ein Pflegeheim. Auch da habe ich sie besucht. Sie flehte mich an, sie dort herauszuholen. Ich musste ihr klarmachen, dass das nur ein Verwandter, nämlich ihr Neffe, in die Wege leiten könne.

Ulcus cruris (Offenes Bein)

Es kam ein 60-jähriger Mann zu mir in die Praxis mit einem Ulcus cruris. Er sagte, er sei bereits ein Jahr lang bei einem Arzt für Naturheilverfahren in Behandlung, aber die Wunde habe sich nicht geschlossen. Jetzt wolle er es bei mir versuchen.

Ich habe Ozon angewandt, dazu Natriumhydrogencarbonat und Calcium. Die Wunde wurde mit Procain umspritzt.

Diese Behandlung wurde einmal wöchentlich durchgeführt und nach drei Monaten war die Wunde geschlossen.

Nun weiß man aber in der Naturheilkunde, dass eine Pendelwirkung zwischen offenem Bein, Bronchitis und Asthma besteht. Ich wies ihn darauf hin, dass er eine Bronchitis bekommen könne, besonders auch deswegen, weil er Raucher sei.

Eines Tages bekam er auch diese Bronchitis und ich wurde zu einem Hausbesuch gerufen. Er zeigte mir die Spritzen, die er vom Arzt bekommen hatte – hoch dosiertes Antibiotikum – und sagte, dass er dieses abgelehnt habe, doch der Arzt habe ihm keine Ruhe gelassen, er müsse dieses unbedingt haben. Da er auf den Arzt angewiesen war (er brauchte für seine Firma eine Krankschreibung), hatte er sie sich letztendlich geben lassen.

Später bekam er Lungenkrebs, wahrscheinlich auch eine Folge der sehr hohen Dosierung von Antibiotika.

Antibiotika unterdrücken eine Krankheit, heilen sie aber nicht.

Die Darmflora mit den Peyerschen Plaques (ein Teil des Lymphsystems) wird durch Antibiotika geschwächt. Antibiotika können nicht zwischen krankmachenden und lebensnotwendigen physiologischen Bakterien unterscheiden. Deshalb erhält jeder Patient von mir nach Antibiotikaeinnahme Symbionten, z. B. Paidoflor und Mutaflor, verordnet.

In den Lehrbüchern der Schulmedizin steht: Bei Infektionskrankheiten geben wir symptomatisch Antibiotika.

Es werden also Symptome behandelt und nicht die Krankheit.

Wenn man die Krankheit behandeln will, muss man die **Basenspritze** und Echinacea anwenden, um zum Erfolg zu kommen.

Eine Frau mit der gleichen Krankheit (Ulcus cruris varicosum) kam zu mir.

Das Loch im Bein war aber schon wesentlich größer und außerdem hatte sie Diabetes.

Es war kein einfacher Fall, aber mit der gleichen Methode (Ozon, Natriumhydrogencarbonat und Calcium) war das Loch nach einem halben Jahr zugeheilt und das Bein gerettet.

Nach mehreren Jahren kam die Patientin wieder mit einem offenen Bein zu mir. Sie hatte sehr lange gewartet, man sah den Knochen schon, so tief war das Loch.

Ich sagte: „Ich will es versuchen, aber es sieht nicht gut aus!"

Die Schwiegertochter war Ärztin und kam eines Tages auch mit in die Praxis, um sich meine Methode anzusehen. Sie fragte: „Wie lange kann man das denn machen?" Ich antwortete: „So lange es der Patient aushält." Sie sagte: „Ich habe ihr immer schon die

Schmerztabletten, die sie einnimmt, weggenommen, aber sie hat sich immer wieder neue besorgt."

Und ich habe mich gewundert, warum diese Patientin trotz ihrer Erfahrungen so lange gewartet hat und nicht früher gekommen ist.

Eines Tages erfuhr ich durch ein Telefonat mit ihrem Mann, dass sie es doch nicht mehr ausgehalten hatte und ins Krankenhaus gegangen war, wo das Bein amputiert wurde.

Diabetische Gangrän (Schwarze Zehe)

Ein Bauer kam mit ähnlicher Symptomatik zu mir.

Das Bein war zwar noch nicht offen, aber er hatte schon schwarze Zehen und starke Schmerzen im Bein, sodass er nachts nur im Sitzen schlafen konnte.

Der Arzt hatte ihm vorgeschlagen, das Bein zu amputieren.

Ich sagte ihm: „Da man das nur einmal machen kann, sollte man es sich gut überlegen."

Er antwortete, dass er das Gleiche gedacht habe: ab ist ab.

Ich sagte ihm, dass es darauf ankommt, dass der Körper basisch ist, und habe ihn mit Natriumhydrogencarbonat und Magnesium behandelt. Außerdem habe ich Procain in den Fuß und um die Zehen herum gespritzt.

Ich erläuterte ihm auch, dass er sich basisch ernähren müsse, und es stellte sich heraus, dass er Schweinezucht betrieb. Aber er sagte: „Für uns füttern wir extra ein Schwein – wir nehmen es nicht aus der großen Mast heraus."

Ich habe ihm erklärt, dass es egal sei, welches Schweinefleisch er esse. Mit dessen Verzehr säuere er an und verstärke sein Leiden.

Der Patient bewirtschaftete den Hof mit seiner Frau und einer Tochter. Das konnte nicht gut gehen.

Er hat sich natürlich nicht an die Ernährungsvorschriften gehalten. Nach drei- oder viermaligen Versuchen bei mir kam er nicht wieder.

Ich habe nach längerer Zeit bei ihm angerufen, weil ich wissen wollte, wie es ihm geht. Er sagte, er habe sein Bein amputieren lassen und seinen Trecker so umgebaut, dass er damit fahren könne.

Es ist natürlich schlecht, wenn die Leute sich nichts über richtige Ernährung sagen lassen wollen und noch dazu andere – hier vielleicht die Frau oder Tochter – mit hineinreden und sagen, dass das Quatsch sei, weil sie auch alles essen. Es wird viel argumentiert, um die Ernährung nicht umstellen zu müssen, z. B. führt man die Mehrarbeit an, weil man mit dem Betrieb schon genug zu tun habe. Da nehmen Menschen lieber ein amputiertes Bein in Kauf, das später oft Stumpfschmerzen bereitet.

Täglich Pfannengerichte mit Schnitzel ohne Salat

Eine Frau über 70 Jahre kam so etwa zwei- bis dreimal monatlich in die Praxis und ließ sich behandeln. Eben auch die Alternative der Entsäuerungstherapie.

Bei einem Besuch berichtete die Patientin, sie würde eine Eigenharn-Therapie durchführen. Sie habe in einem Buch davon gelesen. Was ich davon hielte.

Von Eigenharn – aufbereitet und intramuskulär injiziert – hatte ich in der Fachliteratur gelesen.

Ich sagte: „Wenn Ihnen der getrunkene Eigenurin bekommt, warum nicht?"

Später kam sie und sagte: „Ich vertrage den Eigenurin nicht mehr!"

Ich fragte: „Trinken Sie ihn denn unverdünnt?"

Sie bestätigte das.

Ich schlug ihr vor, den Urin zu verdünnen und zu potenzieren (verschütteln), um daraus ein Homöopathikum zu bereiten.

Eines Tages hatte ich einen Blutdruck von 80 systolischem Wert bei ihr gemessen und fragte: „Wie kommt das? Er ist viel zu niedrig."

Ich bat sie, alle Beipackzettel der Arzneien mitzubringen, die sie einnahm, und es stellte sich heraus, dass drei blutdrucksenkende Mittel dabei waren. Warum? Sie war zum Arzt gegangen, weil das erste nicht geholfen hatte. Dann hatte er ihr das zweite aufgeschrieben, das aber auch nicht half. Daraufhin hatte er ihr das dritte verschrieben. Sie hatte aber alle drei genommen. Das war natürlich für die Frau, die Hypotonikerin war, zu viel.

Dann bekam ich einen Anruf der Schwiegertochter. Die Schwiegermutter war ins Krankenhaus gekommen und hatte vier Bypässe erhalten!

Ich fragte nach dem Grund und erhielt die Antwort, dass sie jeden Tag ein Schnitzel gegessen habe.

Dann ist es natürlich auch kein Wunder, dass es so gekommen ist. Denn wenn die Frau jeden Tag ein Schnitzel gegessen und das Fett aus der Pfanne über die Kartoffeln gegeben hat, haben sich die Gefäße verengt.

Ihre Ernährungsweise hatte sie mir aber verschwiegen, und ich hatte mich immer nur gewundert, warum die Frau so dicke Beine (Elefantiasis) hatte.

Dicke Beine kommen auch davon, dass man sehr fett isst. Das sieht man auch oft bei Köchinnen. Vom Krankenhausaufenthalt wusste die Patientin mir Folgendes zu berichten: „Das Essen war so schlecht, immer das lepsche Zeugs!" Damit meinte sie die Salate.

Dabei ist es doch klar, dass man nach einer Bypass-OP keine Pfannengerichte, sondern Diät bekommt. Aber davon wollte sie nichts wissen.

Später ist sie an Krebs gestorben. Warum? Krebs entsteht im sauren Milieu, auch das ist allgemein bekannt.

Zwei Schnitzel täglich glaubte sie zu vertragen, und meinte: Irgendetwas muss doch gegen meine Beschwerden helfen. Vielleicht der Eigenurin.

So war sie eine Patientin, die alles Mögliche und Unmögliche in dem Glauben versuchte, es müsse doch das eine Mittel geben, dass sie gesund mache.

Kein Feuer lässt sich mit Benzin löschen, und bei Krankheiten ernährt man sich am besten basisch!

Wenn man erwiesenermaßen durch Azidose krank wird, muss man die Azidose bekämpfen, entweder durch basische Ernährung, orale Basenmittel oder durch die **Basenspritze**!

Die Säure lässt sich nur basisch „löschen"!

Der chemische Vorgang wird Abpuffern genannt.

Heilung durch Eigenharn

Es ist bekannt, dass man bei Diphtherie durch Eigenharn Erfolg haben kann. Ein Mann hatte gleichzeitig mit seinem Sohn und seiner Tochter Diphtherie.

Auf der Isolationsstation für Männer hatten Vater und Sohn Eigenharn getrunken und waren gesundet.

Die Tochter auf der Frauenstation hatte zu den beiden keinen Kontakt, hatte keinen Eigenharn getrunken und ist gestorben.

Mein Rettungsassistent berichtete, wie er als Kind seinen Ringfinger an einer Tür gequetscht hatte. Der Arzt hatte ihn verbunden und gemeint, dass das Fleisch wahrscheinlich abfaulen würde.

Die Mutter aber sagte zu ihm: „Jetzt pinkelst du auf den Verband und anschließend immer wieder, wenn er trocken ist. Dann wird der Finger heilen."

Es ist nicht mal mehr eine Narbe zu sehen.

Seine Frau berichtete, dass sie als Kind ein solcher Wildfang war, dass sie ständig ihre Knie wund gescheuert hatte, weil sie wieder einmal im Sturzflug gelandet war. Dann bekam sie ein Läppchen mit ihrem Urin auf die Knie gepackt, bis sie geheilt waren.

Der Medizinalrat und die Kohlensäure

Zu den Krebskrankheiten möchte ich noch Folgendes erwähnen:

Ich war noch kein Heilpraktiker, sondern Kaufmann, und befand mich zur Kur in Bad Vöslau.

Hier hielt sich auch ein Medizinalrat (Arzt beim Gesundheitsamt) mit seiner Frau auf. Die Frau hatte Krebs.

Beim Mittagessen brachte der Kellner eine Flasche Wasser mit Kohlensäure. Da ging der Mann an die Decke und schimpfte den Kellner aus: „Sie wissen doch, dass meine Frau keine Kohlensäure haben darf." Der Kellner entschuldigte sich damit, dass er die Flasche geschüttelt habe. „Sie können die Kohlensäure nicht herausschütteln", erwiderte der Medizinalrat. „Sausen Sie sofort los und holen Sie aus dem Ort eine Flasche Wasser ohne Kohlensäure!"

Das heißt, es war schon vor über 50 Jahren bekannt, dass Krebs im sauren Milieu entsteht.

Kohlensäure kann also nicht gut sein, und Wasser mit Kohlensäure sollte man nicht trinken. Auch dann nicht, wenn man gesund ist.

Wenn in der Schulmedizin bekannt ist, dass ein Karzinom (Krebs) im sauren Milieu entsteht, warum macht man dann das Milieu nicht basisch? Nach der OP wäre das doch die einzig richtige Alternative.

Brett vorm Kopf – Keine Konzentration

Ich hatte auch vier Schüler im Vorabitur in der Praxis, die behaupteten, sie hätten ein Brett vorm Kopf.

Die Untersuchung ergab, dass die Schüler eine Azidose hatten, und ich habe sie – wie schon mehrfach beschrieben – mit

- 4 Ampullen Natriumhydrogencarbonat,
- 1 Ampulle Trophicard,
- 1 Ampulle Calciretard und
- 1 Ampulle Cormagnesin 200

abgepuffert.

Alle haben das Abitur geschafft (zwei sind Arzt geworden, einer Ingenieur und einer Bankfachmann).

Also, liebe Eltern, macht euch Gedanken, ob ihr eure Kinder immer richtig ernährt. Mit basischer Kost behalten die Kinder einen klaren Kopf, sind frischer und können besser lernen.

Der Sender rtv verkündete:

> „Jeder vierte Student nimmt Aufputschmittel und Psychopharmaka."

Bei basischer Ernährung und Abpuffern mit der **Basenspritze** erreicht man mehr, ohne den Körper zu schädigen! Es hilft gegen Burn-out (Erschöpfungssyndrom).

Tebonin 240 mg (Ginkgo) plus **Basenspritze** erhöht die Wirkung auf die Konzentration.

Blutegel

Ich habe natürlich nicht nur – wie man sagt – den Patienten die Säure abgepuffert, sondern auch andere Therapien angewandt.

Zum Beispiel habe ich Blutegel eingesetzt. Das war immer ein großes Unternehmen und auch recht aufwendig, aber wenn es die Patienten wünschten, habe ich mit Blutegeln therapiert. Ich brauchte dazu immer zwei bis drei Hilfspersonen.

Da man eine bestimmte Menge an Blutegeln bestellen und somit auch aufbrauchen musste, wurden immer vier bis fünf Patienten gleichzeitig behandelt.

Bei einer Patientin wollten die Blutegel absolut nicht beißen. Während sie in den anderen Kabinen schon vollgesaugt abfielen und eingesammelt wurden, mussten diese immer wieder angestupst werden, damit sie – man kann sagen – wach wurden und wieder Blut saugten.

Da mir das komisch vorkam, habe ich die Patientin gefragt, ob sie Schlafmittel nehme. Als sie das bejahte, war mir alles klar: Das Schlafmittel war nachmittags noch im Blut, die Egel nahmen es auf und schliefen ein. So dauerte es ewig, bis sie voll waren und abfielen.

Kein Wunder, dass die Patientin bei jedem Besuch jammerte, sie habe keinen Durst und keinen Appetit. Sie hatte ja mit dem Schlafmittel alle Systeme lahmgelegt!

In einem anderen Blutegel-Fall rief die Schwester einer Patientin an und bat mich vorbeizukommen, da sie glaube, die Schwester verblute. Ich bin noch bei der nächsten Apotheke, die nachts geöffnet hatte, vorbeigefahren und habe vorsichtshalber blutstillende Watte besorgt.

Als ich bei der Patientin ankam, hatte sie ein Bein im Eimer mit dem geronnen Blut darin. Hinter dem Ohr, wo ich einen Blutegel angesetzt hatte, war auch nichts frisch verpackt. Und das, obwohl ich ihr erklärt hatte, dass Bein und Ohr stündlich neu verpackt werden müssten. Verbandsmaterial hatte ich mitgegeben.

Jetzt ging es los. Ich nahm das Bein heraus, gab blutstillende Watte darauf und verband neu. Das Ohr versorgte ich ebenso.

Nun brauchte die Schwester keine Angst mehr zu haben.

Erfolgreiche Basenspritze bei metabolischer Azidose

Es kam ein Mann Mitte 50 mit holprigem Gang in die Praxis. Man sah, dass die ganze linke Seite nicht in Ordnung war.

Er beschrieb seine Beschwerden so: Die Hand krampft, die linke Gesichtshälfte schläft ein, oder die andere Seite zu den Beinen. Besonders nachts sei das der Fall.

Er sei schon bei fünf Ärzten gewesen, u. a. bei einem Neurologen, einem Sportarzt und beim Vertrauensärztlichen Dienst. Selbst in einer Klinik sei er gewesen. Man hätte ihn 15- bis 20-mal geröntgt. Er sei in der Röhre gewesen und man habe eine Rückenmarkpunktion durchgeführt. Alles ohne Befund.

Der Blutdruck war 160/80, Puls 80. Und da die Ärzte nichts gefunden hatten, konnte ich mir schon denken – und das ergab auch die Irisdiagnostik –, dass es sich hier um eine Azidose handelte.

Also habe ich ihn mit Natriumhydrogencarbonat, Kalium, Calcium und Magnesium behandelt. Schon nach der ersten Behandlung trat eine leichte Besserung ein. Nach drei Behandlungen war der Mann ohne Beschwerden.

Jetzt wollte der Patient die Behandlungskosten von der Krankenkasse zurückhaben. Diese wollte sie ihm aber nicht erstatten. Da hat er Krach geschlagen und gesagt: „Ihr habt so viel Geld für die ganzen Untersuchungen, die ich mitgemacht habe, ausgegeben und jetzt wollt ihr diese drei Behandlungen nicht bezahlen? Das darf doch wohl nicht wahr sein!" Dann hat die Krankenkasse mit Ach und Krach die Hälfte der Kosten übernommen, und diese waren ja nicht hoch.

Sie betrugen 240 DM (3 x 80 DM) + 20 DM für die Untersuchung. Zusammen also 260 DM (130 €). Ich möchte nicht wissen, wie hoch die Kosten gewesen sind, die die orthodoxe Medizin verursacht hat.

Ich traf den Patienten sieben Jahre später in der Innenstadt. Er war rezidivfrei, schob den Kinderwagen seines Enkels und sagte, er sei jetzt Rentner.

Diabetiker und Basen

Wenn Diabetiker abgepuffert werden, senkt sich der Blutzucker. Darum habe ich ihnen immer gesagt, dass sie sich wieder neu einstellen lassen müssen.

Des Öfteren bekam ich zur Antwort, dass sie es dem Arzt nicht sagen mochten, dass sie bei mir in Behandlung waren. Dann empfahl ich ihnen, ins Krankenhaus zu gehen und sich dort einstellen zu lassen.

Es ist traurig, wenn das Vertrauen zum behandelnden Arzt fehlt.

Andererseits hatte ich eine Patientin, die ihrem Arzt sagen konnte, dass sie bei mir in Behandlung ist. Sie sagte ihm, was ich anwandte, und es hat sich ein gutes Arzt-Patient-Heilpraktiker-Verhältnis entwickelt.

Nachdem die Diabetiker heute ihren eigenen Apparat haben, womit sie messen und ihre Dosis einstellen können, ist es einfacher geworden.

Aus dieser Erfahrung lernt man, dass bei basischer Lebensweise der Altersdiabetes zu beeinflussen ist; vielleicht lässt sich der Altersdiabetes – früh genug begonnen – durch basische Ernährung sogar vermeiden?

Ileus (Darmverschluss)

Es kam ein Anruf aus Wallenhorst: „Mein Mann ist krank und hat starke Schmerzen. Der Arzt ist schon da gewesen, aber er hat nichts gefunden. Können Sie vorbeikommen?"

Als ich dort ankam, sah ich einen ziemlich mitgenommenen Mann.

Ich versuchte wie üblich, gegen Schmerzen Natriumhydrogencarbonat und Magnesium einzusetzen. Das gab nur eine kleine Erleichterung, aber die Schmerzen waren nicht weg.

Da schwante mir Schlimmes und ich frage die Frau, ob ihr Mann erbrochen habe. Als sie das bestätigte, hakte ich nach: ob es wie Kaffeesatz ausgesehen habe. Als sie auch das bejahte, wusste ich, dass mit einem Darmverschluss zu rechnen war und der Patient sofort ins Krankenhaus musste.

Es musste alles ganz schnell gehen. Der Rettungswagen wurde angerufen. Vom Arzt, der um die Ecke wohnte, wurde eine Überweisung geholt.

Am nächsten Tag habe ich erfahren, dass dem Patienten, aus der Narkose erwacht, gesagt worden war, er habe einen Darmverschluss gehabt und es sei allerhöchste Eisenbahn gewesen.

Ich muss sagen, es war gut, dass ich die Heilpraktikerfachschule in Bochum besucht habe. Es ist eine Schule des Heilpraktikerverbandes und sicherlich besser als jede andere private Schule, die später wie Pilze aus dem Boden schossen.

Ich kann jedem und jeder, der Heilpraktiker oder Heilpraktikerin werden möchte, empfehlen, eine Fachschule des Fachverbandes Deutscher Heilpraktiker e. V. zu besuchen.

Ich denke dankbar an die Lehrerin Frau Müller, die uns eingebläut hat: Bei Kaffeesatzerbrechen an Ileus, also Darmverschluss denken!

Kind mit Kaffee und Rotwein „behandelt"

Ein 32-jähriger Mann kam zu mir in die Praxis mit HWS- und BWS-Syndrom sowie Schlaf- und Nervenstörungen.

Er klagte über Schmerzen im Rückenbereich. Beim Tasten konnte man Myogelosen und Gelosen fühlen, die schmerzhaft waren und die Irritationen zum Gehirn meldeten.

Da der Patient immer wieder nach kurzer Zeit in der Praxis stand, fragte ich nach seiner Lebensweise, und es stellte sich heraus, dass er mit seinen Freunden abends in der Altstadt durch die Bierkneipen zog und das kalte Bier nicht vertragen konnte. Da sagte ich ihm, er solle doch einen Bierwärmer hineingeben. Er meinte, seine Freunde würden ihn auslachen. Ich antwortete: „Sie müssen zu jedem Bier das Geld für die Behandlung hinzurechnen, dann wird es ein teures Bier. Aber das ist ja Ihr Bier."

Bei späteren Besuchen stellte sich heraus, dass er auch Psychopharmaka nahm und nervlich völlig zerrüttet war. Er sprach von Angstträumen und fing an zu weinen. Ihm liefen die Tränen und die Nase, sodass ein Tempotaschentuch nicht ausreichte und ich ihm zwei Wisch-und-weg-Tücher gab, die in kürzester Zeit völlig durchnässt waren.

Ich beruhigte ihn und sagte, dass es bei diesen Nebenwirkungen wohl besser sei, die Psychopharmaka wegzulassen und Hypericum zu nehmen.

Es stellte sich weiter heraus, dass er inzwischen bei zehn verschiedenen Ärzten gewesen war und jeden Heilpraktiker und jede Heilpraktikerin in Osnabrück besucht hatte. Es waren über 20 an der Zahl!

Es ist ja oft so, dass die Leute mit falschem Verhalten und falscher Lebensweise gegen die Therapie arbeiten und dann noch erwarten, dass sie mit einer Spritze oder einer Behandlung völlig geheilt werden, ewig jung bleiben und lange leben. So etwas gibt es nicht! Die einzig wichtige und gute Therapie ist das Abpuffern der Säure und eine basische Lebensweise.

Dann erzählte der Patient, dass er als Kind von der Mutter morgens eine Tasse mit starkem Kaffee bekommen habe, damit er wach sei. Er habe sich immer so müde gefühlt.

Die Mutter war Köchin, verstand etwas vom guten Essen, und fragte einmal einen Arzt, ob es nicht gut sei, dem Kind ein geschlagenes

Ei in Wein zu geben, damit es gekräftigt würde. Der Arzt hatte nichts dagegen. Und da das nicht geholfen hat, ging sie eines Tages zum Heilpraktiker Kriege, der damals noch lebte, und der habe die Hände über dem Kopf zusammengeschlagen und gesagt, dass das doch ein Kind und kein alter Mann sei. Wie könne sie ihm bloß Rotwein mit einem geschlagenen Ei geben!

Das heißt, hier wurde schon in der Jugend der Stoffwechsel völlig verdorben. Die Quittung dafür bekam mein Patient dann Tag für Tag im späteren Leben.

Der Patient ist jahrelang zu mir zur Behandlung gekommen. Anfangs habe ich mit Procain die Myogelosen abgespritzt und später die Technik des Abpufferns angewandt. Das brachte recht gute Erfolge. Als er seiner nach Süddeutschland versetzten Freundin folgte, kam er zwischendurch immer noch zur Behandlung, um sich die **Basenspritze** abzuholen.

Haarausfall

Eine 26-jährige Frau kam zu mir und klagte über Haarausfall. Die Haare würden büschelweise ausfallen.

Ich versuchte es zunächst mit Vitamin B12-Injektionen.

Als aber nach einigen Injektionen kein Erfolg eintrat, dachte ich daran, dass die Frau aus einem Schlachterladen stammte und dort sicherlich auch viel Fleisch gegessen hatte. Auf meine Nachfrage bejahte sie, viel Fleisch gegessen zu haben.

Jetzt ging ich davon aus, dass sie eine Azidose hatte, was sich auch aus der Augendiagnose ergab.

Daraufhin schlug ich vor, die Säure mit Natriumhydrogencarbonat, Trophicard und Calcium abzupuffern, und siehe da, nach drei bis vier Behandlungen war kein Haarausfall mehr festzustellen.

Ich hatte dann später auch eine Patientin aus der Nachbarschaft der Praxis mit starkem Haarausfall und ich versuchte abermals, über Abpuffern zum Erfolg zu kommen.

Das ist mir aber nicht gelungen, denn hier lag etwas anderes vor.

Später hat mir ihr Vater erzählt, dass sie nach einer Schwangerschaft keinen Haarausfall mehr hatte.

Also war es eine endokrine Sache, die mit Azidose nichts zu tun hatte und so auch nicht geheilt werden konnte.

Arcus senilis (Greisenbogen)

Der erste Urlaub als Heilpraktiker sollte im Burgenland/Österreich sein. Mit dem Pkw schaffte ich es am ersten Tag bis ins Donauhochtal. Ich suchte eine private Übernachtung, die ich auch schnell fand.

Am nächsten Tag beim Frühstück war die Vermieterin neugierig und fragte nach meinem Beruf. Als sie erfuhr, dass ich Heilpraktiker bin, wurde sie ganz aufgeregt und sagte: „Schauen Sie sich doch bitte mal die Augen meines Mannes an, die sind in den letzten Jahren so hell geworden. Der Arzt meint, es käme von der Sonneneinstrahlung. Mein Mann ist Elektriker und legt die Überlandleitungen."

Ich schaute ihm in die Augen und sah einen ausgeprägten Arcus senilis, und nicht nur partiell, sondern total.

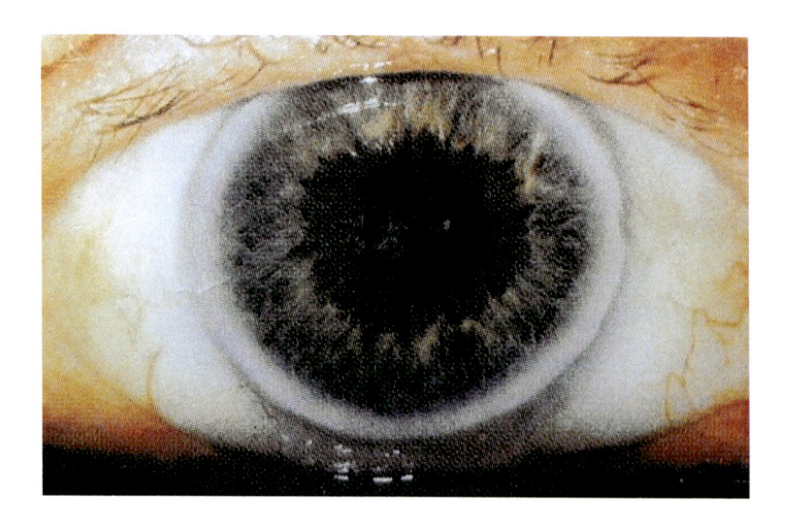

Ich sagte der Frau, dass das in beiden Augen Skloseringe seien, und fragte, ob der Mann oft Speckbrote esse. Sie antwortete, dass Speckbrote sein Leibgericht seien und er sie täglich äße.

Mein guter Rat: Speckbrote weglassen und Frischkost essen.

Mein Gedanke: Der Arzt hätte gut daran getan, zu sagen, dass er nicht weiß, warum die Augen so hell geworden sind.

Ich habe oft genug zu meinen Patienten gesagt, wenn sie mit ausgefallenen Fragen gekommen sind: „Ich weiß es nicht, da muss ich mich erst schlau machen."

Kein Mensch ist allwissend und man gibt sich keine Blöße, wenn man dazu steht. Aber was man sagt, muss stimmen!!!

Schwangerschaft – Säuglingsimpfung – Impfschäden

Die verschiedensten Nationalitäten kamen durch Empfehlung in die Praxis, z. B. eine italienische Familie: Vater, Mutter und drei Töchter. An eine Tochter kann ich mich noch gut erinnern, da sie schwanger war. Sie hatte diverse Beschwerden – auch mit dem Rücken – und wir überlegten gemeinsam, wie wir diese angehen könnten, ob durch Akupunktur oder Abpuffern der Säuren.

Wir entschlossen uns für das Abpuffern, um auch eine Verkrampfung zu beheben, was bei der Geburt förderlich sein würde.

Die junge Frau erhielt wöchentlich vier Ampullen Natriumhydrogencarbonat und eine Ampulle Calcium (10 %) langsam in die Vene, damit am Fötus kein Schaden entstand.

Sie fühlte sich sehr wohl mit der Behandlung.

Ich besprach weiter mit ihr, dass es sinnvoll sei, die in vielen Kliniken angepriesenen Impfungen nicht gleich nach der Geburt, sondern erst nach einem halben bis einem Jahr einzeln durchführen zu lassen. Kinder kommen nämlich mit Immunität auf die Welt und haben genug Abwehrkraft.

Sie berichtete später, die Geburt sei schnell und problemlos vonstattengegangen. Als ihr Mann sie im Krankenhaus besuchte, sei eine Krankenschwester mit dem Formular für die Impfung gekommen, das sie unterschreiben sollte. Sie habe sich zunächst geweigert, aber auf Zureden ihres Mannes, der sagte: „Die müssen doch wissen, was richtig ist", habe sie eingewilligt, um im Krankenhaus keinen Krach zu bekommen.

Jetzt habe der Säugling einen Schnupfen und ihre Mutter habe gesagt, dass ihre ungeimpften Kinder das früher nicht hatten, weil sie ja immun waren. Ich empfahl der jungen Mutter, dem Kind Tabletten mit Aconitum und Echinacea zu geben. Für später sei an basische Kost zu denken.

Als das Kind ein Jahr alt war und ich zufällig einen Besuch in der Wohnung machte, kam ich dazu, als der Junge gerade genüsslich von einem Stück Schlangengurke abbiss.

Interessantes dazu:

- Verhaltensauffälligkeiten – eine Impffolge?
- Unsere Kinder bleiben psychisch unreif. Ein Gespräch mit Michael Winterhoff. In: Psychologie heute 7/2008
- Friedrich Klammrodt: ADS – eine Impffolge? Heilerfolge mit Homöopathie und Bioresonanz. Grundlagen & Praxis 2007

Neben ungeeigneten Erziehungsprinzipien können auch Impfungen der Grund für unsere heutige Kinder- und Jugendmisere sein.

Darauf gebracht hat mich unser eigener Sohn, der sich nach einer Fünffachimpfung im vierten Lebensjahr in seinem Wesen völlig verändert hat – der einstige Sonnenschein ist zu einem Problemkind geworden.

Es liegen mir über 100 Fallberichte von Ärzten und Heilpraktikern über Kinder mit impfbedingten Verhaltensstörungen vor. Zu erwähnen ist noch, dass sich seit etwa 1975 die Impfempfehlungen (bezogen auf die ersten sechs Lebensjahre) und damit die Impfpraxis durchgreifend verändert haben:

- Anstieg von 5 Impfdosen auf 40
- überwiegend Mehrfach- statt Einfachimpfungen
- Verlagerungen der meisten Impfungen ins erste Lebensjahr

Diese neue Impfpraxis erhöht laut impfkritischen Medizinern das Risiko für neurologische Schäden wesentlich.

Die Impfungen gemäß den früheren Empfehlungen haben den Kindern offenbar nicht erkennbar geschadet. Wer hatte vor 1975 schon etwas von Hyperaktivität gehört?

Natürlich sind nicht alle Verhaltensstörungen impfbedingt.

Wäre es aber nicht sinnvoll, bei gestörten Kindern psychologische Therapien mit einer Impfschadensbehandlung zu kombinieren?

Bronchitis

Ein junger Mann kam erbost in die Praxis und berichtete: „Ich war mit meiner Bronchitis bei einem Arzt, der Naturheilkunde auf seinem Praxisschild stehen hat. Er fragte mich, ob es dauern dürfte oder ob ich sofort beschwerdefrei sein möchte. Ich antwortete natürlich: ‚Sofort!' Da sagte er, dass ich in dem Fall Antibiotika nehmen müsse."

Da der junge Mann damit nicht einverstanden war, kam er zu mir und fragte, ob es auch ohne Antibiotika schnell gehen könnte.

Ich sagte ihm, dass es ein bis zwei Behandlungen dauern würde.

Er bekam vier Ampullen Natriumhydrogencarbonat, eine Ampulle Calcium und eine Ampulle Vitamin C 1000 mg.

Danach ging es ihm schon besser. Ich sagte: „Kommen Sie übermorgen noch einmal wieder, damit sie kein Rezidiv bekommen."

Er kam ohne Beschwerden, wurde noch einmal behandelt und war kuriert.

Der Bruder aus der Suppenküche

Es kam durchaus vor, dass ich Patienten gratis behandelt habe. Dazu gehörten Nonnen, diakonische Schwestern und Pater, denn diese bekommen ja außer einem Taschengeld kein Geld.

Besonders gut erinnern kann ich mich an den Bruder aus der Suppenküche. Er kam auf Empfehlung einer Patientin, die auch ehrenamtlich dort und in anderen katholischen Zentren arbeitete.

Nach der Irisdiagnose stellte ich eine starke Azidose fest.

Ich gab ihm Muster von Leber-, Nieren- und Blasenpräparaten mit und erklärte ihm, er solle sich basisch von Obst und Gemüse ernähren, dann würde die Erschöpfung verschwinden.

In Bezug auf die Ernährungsumstellung sah er mich verständnislos an. Wahrscheinlich war das mit seiner Suppenküche nicht vereinbar. Was all seine armen Leute zu essen bekamen, musste doch auch für ihn gut sein.

Etwa 15 Jahre später sah ich in der Zeitung einen Nachruf auf diesen Ordensbruder mit der Würdigung seiner aufopfernden Arbeit.

Die Azidose macht den Menschen nicht nur krank, sie bringt ihn auch um.

Basische Kost für einen Afrikaner

Es kamen aber auch Jugoslawen – heute nennen sie sich je nach Herkunft aus dem ehemaligen Vielvölkerstaat Slowenen, Bosnier, Kroaten, Serben und Albaner – in die Praxis. Ferner Holländer, ein amerikanisches Künstlerpaar, das später in seine Heimat zurückkehrte, und eine Griechin.

Auf Veranlassung einer Emigrantenbeauftragten kam selbst ein Afrikaner zu mir, um meine Hilfe in Anspruch zu nehmen. Er stand unter starkem Stress, da er um sein Leben fürchtete. Er nahm an, dass man ihn umbringen würde, wenn er zurück in seine Heimat ginge. Die Angst stand ihm im Gesicht geschrieben.

Die Irisdiagnose ergab starke Ansäuerung, bedingt durch den Stress und die falsche Ernährung in Deutschland.

Ich pufferte die Säure ab, gab der Emigrationsbeauftragten ein Rezept mit und bat sie, ihm zusätzlich Geld für basische Kost, d. h. Obst, Gemüse und Salate, zu bewilligen.

Später traf ich ihn in der Krahnstraße und er sprach mich an. Ich hatte ihn nicht wiedererkannt, denn für mich sehen alle Afrikaner fast gleich aus. Er sagte, es ginge ihm gut und er habe eine Anstellung bei Karmann. Er sei stolz und glücklich, jetzt endlich Arbeit und Verdienst zu haben.

Der Zusammenhang zwischen Ernährung und Krankheit

Die einzige Methode, gesund zu bleiben, besteht darin, zu essen, was man nicht mag, zu trinken, was man verabscheut, und zu tun, was man lieber nicht täte.

Mark Twain (amerikanischer Schriftsteller, 1835 – 1910)

Zwanzig Jahre lang habe ich den Patienten erklärt, dass es sinnvoll ist, wenn sie sich basisch ernähren. Genützt hat es in den meisten Fällen nichts.

Manche behaupteten, sich basisch ernährt zu haben, andere waren ehrlich und sagten: „Herr Günther, ich habe wieder gesündigt, aber Sie werden mich abpuffern, und das hilft mir jedes Mal."

Es war mir lieber, wenn die Patienten ehrlich waren. Viele erklärten, sie hätten sich gesund und basisch ernährt und sie hätten wieder Schmerzen.

Das gibt es nicht. Nach dem Abpuffern mit der **Basenspritze** ist ein Patient über einen langen Zeitraum beschwerdefrei, und zwar je nach Alter. Das hängt davon ab, wie die Leber kennzeichnet und die Niere entgiftet. Je älter der Mensch, desto älter das Organ, und entsprechend ist es mehr oder weniger leistungsfähig.

Die meisten Patienten brachten es nicht fertig sich basisch zu ernähren, was auch verständlich ist, wenn ein Mensch 40 Jahre und länger alles gegessen hat und sich im Alter noch umstellen soll.

Dann war ich es leid, in taube Ohren zu blasen.

Wenn allerdings ein Patient fragte, was er sonst noch tun könne, habe ich ihn über die Ernährung aufgeklärt.

So kam ein Student und sagte: „Ich esse Vollwertkost."

Ihm habe ich erklärt: „Wenn Sie schon eingesehen haben, dass zwischen Ernährung und Krankheit ein Zusammenhang besteht, sind Sie auf dem richtigen Weg. Ernähren Sie sich basisch mit Obst und Gemüse, lassen Sie Vollkornbrot weg."

Ich habe ihn nur einmal abpuffern müssen und es hat gereicht, da er sich von diesem Zeitpunkt an basisch ernährt hat.

Unverträglichkeit von Schlangengurke und Paprika?

Manche Patienten behaupteten, Schlangengurke nicht zu vertragen. Wenn ich nachhakte und fragte: „Was heißt: nicht vertragen, was passiert dann?", sagten sie: „Ich muss aufstoßen."

Danach musste ich die Patienten aufklären, dass Aufstoßen keine Krankheit ist. Ich erinnerte sie daran, dass man Säuglingen durch Aufsetzen und leichtes Klopfen auf den Rücken zum Aufstoßen verhilft, damit sie nicht wegen Bauchschmerzen schreien.

Es ist doch klar, dass die Kohlensäure, die entsteht, wenn die sehr basische Gurke auf Säure trifft, nach oben steigt. Also ein gesunder Akt.

Andere Patienten wiederum behaupteten, Paprika nicht zu vertragen. Auf Nachfrage die gleiche Antwort: „Ich muss aufstoßen."

Die Widerspenstige

Und dann hatte ich eine Patientin, die stets mit ihrem Mann kam. Sie rief ihn im Wechsel ständig vom Wartezimmer ins Sprechzimmer hinein, schickte ihn wieder weg, dann rief sie: „Warum kommst du denn nicht, interessiert es dich nicht, was ich habe?"

Und so ging das bei jeder Ordination – rein, raus, rein, raus!

Ich empfand es jedes Mal als peinlich und unwürdig.

Dann erinnerte ich mich an einen Lehrer von der Heilpraktikerschule, der gesagt hatte: „Unbequeme Patienten schicke man zu einem Kollegen, den man partout nicht leiden kann."

Nun hatte ich so einen Kollegen nicht, und ich dachte: Schicke sie mal zu dem Kollegen, der das gesagt hat. Zumal er eine sehr gute Irisdiagnose machte.

Also sagte ich der Patientin beim nächsten Besuch (in der Hoffnung, dass sie dann nicht mehr zu mir käme), sie solle doch bei dem betreffenden Heilpraktiker eine Irisdiagnose machen lassen, er sei perfekt auf dem Gebiet.

Doch weit gefehlt, sie war bald wieder bei mir vorstellig, mit dem üblichen Tanz – rein, raus, rein, raus.

Ich schlug beiden vor, gemeinsam eine Kur zu machen. Ich hätte eine gute Adresse, in dem Haus sei auch ein Heilpraktiker tätig, sodass sie auch heilkundlich behandelt werden könnten.

Sie sagten freudig Ja und ich war sie für vier bis sechs Wochen los – Arbeitsurlaub für mich!

Dann wurde ich von der Patientin eingeladen, sie in der Mittagspause zu Hause zu besuchen. Sie wohnte nur etwa 200 m von der Praxis entfernt. Ich wurde mit Topfkuchen und Kaffee bewirtet und sie war eine überaus freundliche Gastgeberin – nicht wiederzuerkennen. Und der Topfkuchen schmeckte hervorragend, wofür ich sie auch besonders lobte. Allerdings sind Kuchen und Kaffee keine basische Ernährung, aber wenn man als Gast eingeladen ist, wird man das ja nicht tadeln.

Als ich bei einem Spaziergang den oben erwähnten Kollegen (mit der Irisdiagnose) zufällig traf, fragte dieser: „Lebt der Teufel immer noch?"

Ich sagte: „Ja, bis jetzt noch – sie macht mit ihrem Mann zusammen oft Urlaub und zwischendurch kommen sie gemeinsam in meine Praxis."

Viel später hörte ich von Patienten, dass die Frau an Blasenkrebs gestorben sei.

Als ich den Mann nach einem Jahr in der Bierstraße traf, berichtete er mir unter Tränen vom Tod seiner Frau. Man merkte ihm an, dass sie ihm trotz der vielen Schikanen fehlte.

Der Schokoladenpolizist

Es kam ein Polizeibeamter mit Nierenbeschwerden in meine Praxis, der schon bei einem Urologen in Behandlung war.

Der Blutdruck betrug 150/120, also eine starke Azidose mit deutlicher Nierenbelastung – erkennbar am diastolischen (unteren) Wert von 120.

Der Mann legte auch gleich das Geständnis ab, dass er täglich vier bis fünf Tafeln Schokolade esse.

Ich machte ihm klar, dass ich ihn nur behandeln würde, wenn er keine Schokolade mehr äße.

Da er das Versprechen abgab, behandelte ich ihn mit der Anti-Acid-Methode durch Abpuffern über die Vene mit fünf Ampullen Natriumhydrogencarbonat, Kalium, Calcium und Magnesium Ampullen und zwei Ampullen Nierenmittel.

Nach einigen Behandlungen war der diastolische Wert auf 80 gefallen, das sah gut aus.

Inzwischen erkundigte sich der Urologe telefonisch bei mir nach der Behandlung unseres gemeinsamen Patienten. Ich gab ihm die Daten durch.

Dann hörte ich nichts mehr von meinem Polizisten, aber der Urologe rief mich an und sagte: „Unser gemeinsamer Patient ist von mir ins Krankenhaus überwiesen worden, es wird eine Nierentransplantation vorgenommen."

Später traf ich den Polizeibeamten im Ruhestand in der Nähe des Stadttheaters. Er sagte mir: „Ich habe jetzt zwei neue Nieren." Ich antwortete: „Dann müssen Sie aber Kortison nehmen." Dem stimmte er zu.

Danach habe ich nichts mehr von ihm gehört und gesehen. Ob er geglaubt hat, dass er jetzt mit den neuen Nieren von einem 25-jährigen Motorradfahrer wieder täglich vier bis fünf Tafeln Schokolade essen kann? Das würden die neuen Nieren ebenso wenig aushalten wie seine eigenen.

Manche Menschen bringen sich selbst um, das geht sogar mit süßer Schokolade.

Es ist Fakt, dass eine implantierte Niere nur 10 – 15 Jahre „hält". Dann muss wieder eine neue Niere implantiert werden.

Es ist jetzt die Frage, warum hält die Niere nicht länger? Liegt es am Kortison oder an der nach wie vor falschen Ernährung? Warum drängt man nicht auf basische Kost? Warum puffert man nicht mit der **Basenspritze** ab? Es mangelt doch an Implantaten!

In Indien verkaufen Menschen eine ihrer Nieren, um private Schulden zu bezahlen. Das Alter sollte zwischen 25 – 35 Jahre sein.

Dieser Organhandel bringt für den Vermittler 150 Dollar, für den Spender je nach Verhandlungsbasis 1.000 – 5.000 Dollar, im Endverkauf einschließlich Transplantation zwischen 30.000 und 60.000 Euro. Ein Operateur gab an, etwa 2.500 Patienten operiert zu haben.

Arthritis urica (Gichtzeh)

Es kam ein Rentner mit Arthritis urica in Grundgelenk und Großzehe. Allerdings hatte er auch noch eine Hypertonie (mit Blutdruck 174/95, Puls 81), eine Tachykardie und eine metabolische Azidose.

Er wollte aber nur seinen stark geröteten und geschwollenen Zeh behandelt haben.

Im Übrigen passte der Fuß mit dem dicken Zeh nur noch in eine Sandale.

Ich zog drei Ampullen Chinin Rö-Plex in einer 5-ml-Spritze auf und injizierte mit einer Dentalkanüle intramuskulär.

Die Schmerzen ließen schnell nach und der Patient war am nächsten Tag beschwerdefrei und trug wieder normale Schuhe.

Leider sind diese Ampullen nicht mehr im Handel. Ich schlage vor, in einem ähnlichen Fall fünf Ampullen Infi-Eupatorium-Injektion N und eine Tablette Limptar N zu versuchen.

Steife, dick geschwollene Knie

Es kam ein Telefonanruf, ich möchte zu einer älteren Frau kommen, sie habe schmerzende Knie und könne nicht mehr laufen.

Ich packte also meine Nottasche und fuhr zur Wohnung der Patientin im Osnabrücker Stadtteil Schinkel.

Die Patientin lag im Bett – beide Knie waren heiß und dick geschwollen. Ihr schwerhöriger Mann war auch anwesend.

Ich zog in einer Spritze 5 ml Procain auf und behandelte ein Knie subkutan um das Gelenk herum. Dann zog ich die zweite Spritze mit 5 ml Procain auf und behandelte das andere Knie in der gleichen Weise.

Als ich mit der Behandlung fertig war, rief die Frau laut auf Plattdeutsch: „Gif mi den Pott!" Ich wusste nicht, was sie damit meinte, und der Mann verstand auch nicht sofort, was los war. Sie rief noch einmal: „Gif mi den Pott!" Sie warf das Bett zur Seite und ich sah, wie der Stuhl wie Lava aus dem After quoll. Der Mann hatte den Nachttopf inzwischen unter dem Bett hervorgeholt, doch es war zu spät.

Der Gestank war penetrant – kein Wunder, denn sie hatte fünf Tage lang keinen Stuhl gehabt.

Ich riss das Schlafzimmerfenster auf, lief zur Küche und trank gleich aus dem Hahn Wasser, um mein Würgegefühl zu unterdrücken.

Der Frau war es natürlich sehr peinlich. Ich sagte ihr, sie könne nichts dafür, denn das Procain würde nicht nur die Schmerzen am Knie bessern, sondern auch den Darm entkrampfen – sie solle froh sein, dass alles raus sei.

Ich versprach, in einigen Tagen wiederzukommen.

Als ich nach drei Tagen kam, lief sie schon wieder in der Küche herum. Ich habe dann die beiden Knie wie vorher behandelt und dachte: Heilpraktiker zu sein ist nicht nur Zuckerschlecken, es passieren auch ganz unangenehme Sachen.

Ischialgie

Kam ein Lkw-Fahrer der Firma Rudolph Richter zu mir und klagte über Schmerzen im Bein, also eine typische Ischialgie.

Er bekam von mir 5 ml Procain an den Ischiasnerv injiziert und die Schmerzen waren weg.

Der Fahrer fragte, ob er wohl ohne Schaden zu nehmen abends eine Flasche Bier trinken könnte.

Ich erwiderte, es sei besser, wenn er statt Bier Wacholder trinken würde, denn die Kohlensäure im Bier sei nicht so gut, sie wirke ansäuernd. Der Wacholder jedoch würde die Nieren anregen (eine Niereninsuffizienz wirkt sich letztlich auch auf den Ischias aus).

Der Mann war kaum zu Hause, da ging das Telefon und die besorgte Gattin erkundigte sich, ob ich ihrem Mann tatsächlich erlaubt habe, Wacholder zu trinken.

Als ich Wochen später bei der Firma Rudolph Richter, die damals mein Vermieter war, zu tun hatte, kam mir ein Lastwagen entgegen. Der Fahrer stieg aus, machte fünf Kniebeugen und lachte: „Alles wieder in Ordnung, Sie sehen es ja!"

Also verfehlt auch der Wacholder seine Wirkung nicht, wenn er in Maßen getrunken wird.

Insofern stimmt der Satz des sehr beliebten Schauspielers Heinz Rühmann (1902 – 1994) nicht: „Schon manche Gesundheit ist dadurch ruiniert worden, dass man auf die der anderen getrunken hat." Es kommt darauf an, welchen und wie viel Alkohol man trinkt.

Im Übrigen wird Gin aus Wacholder gewonnen. Gin ist milder und besser herunterzuspülen.

Wenn man ein Schnapsgläschen Wacholder oder Gin in einen Fruchtsaft gibt, hat man ein Getränk, dass die Nieren anregt, ohne dass es im Hals kratzt.

Es sollte aber bei einem Schnapsgläschen pro Tag bleiben, sonst leidet die Leber. Es gibt auch gute Nierenmittel wie Ardeynephron, Juniperus Similiaplex u. a.

Der 44-jährige Beamte

Im April 1985 kam ein 44-jähriger Beamter mit folgenden Beschwerden in meine Praxis: Er sei erschöpft und nervös, habe Schlafstörungen, Blähungen, eine Herzmuskelentzündung und Herzrhythmusstörungen. Er bekäme Beta-Blocker dagegen. Außerdem hatte er Schmerzen in der rechten und linken Hüfte mit einer Arthrose, die ärztlich durch Röntgen festgestellt worden war.

An früheren Krankheiten zählte er auf: TBC, Mandelentzündungen, Röteln, Masern und Krätze. Vom Arzt habe er auch schon Barbiturate verordnet bekommen und er habe die Tonsillen und ein gutartiges Melanom entfernen lassen.

Die Irisdiagnose ergab eine Azidose mit Nieren- und Herzinsuffizienz. Beim Blutdruck habe ich 110/80, den Puls bei 95 mit Arrhythmie gemessen. Auch bei späteren Untersuchungen ergab sich immer ein niedriger Blutdruck mit einem hohen diastolischen Wert, was auch immer auf eine Azidose hinweist.

Zum damaligen Zeitpunkt war ich noch nicht auf die Idee des Abpufferns der Azidose mit Mineralien gekommen, sodass ich zunächst einmal intramuskuläre Injektionen mit Anabol, Adenovit (Pascoe) und Aconitum (Hevert) vorgenommen habe.

Außerdem verordnete ich Ventracid, Syxyl Nierentee und Solidago (Nestmann) mit Buko und Juniperus Spl.

Später bekam er auch Natrium sulfuricum siccatum und Quassia zur Entgiftung, Symbioflor 1 und 2 zum Aufbau der Darmflora und Aixolein, um den Blutdruck zu heben.

Anschließend erhielt er Fidozon und Pascopankreat und bei einem späteren Besuch Hylak forte, Natrium sulfuricum D 1, Pascorenal, Nettisabal und Zincum Similiaplex.

Ende 1995 begann ich dann bei ihm mit den intravenösen Injektionen von Natriumhydrogencarbonat, Kalium, Magnesium und Calcium sowie den Nierenmitteln Hebeberol und Nier II (nicht mehr im Handel erhältlich)

Die Eintagsfliegen

Nun möchte ich Ihnen von drei Fällen erzählen, die ähnlich in ihrer Art sind: Patienten, die nicht zuhören können, sondern sich mitteilen wollen.

Erster Fall

Der Patient hat eine gekrümmte Körperhaltung. Er behauptet, er sei schon mit 20 Jahren so krumm gewesen. Beim Militär habe man ihm gesagt: „Wir kriegen Sie auch noch gerade." Das wäre denen aber nicht gelungen. Nun sei er über 50 Jahre krumm, hätte nie Schmerzen gehabt und jetzt habe er auf einmal Schmerzen im Rücken.

Ständig wiederholte er die Tatsache, dass er die ganzen Jahre keine Schmerzen gehabt hätte, aber jetzt auf einmal, wo er über 70 sei, hätte er welche.

Ich hatte Schwierigkeiten, ihn auf den Behandlungsstuhl zu bekommen, um ihm in die Augen zu schauen. Bei der Irisdiagnose stellte ich eine Prostataerkrankung fest.

Ich erklärte ihm, dass die Schmerzen von der Prostata kämen. Das verstand er nun gar nicht.

Meine Erklärung, dass die Schmerzen an sich nicht von der Wirbelsäule herrührten, da er ja 40 Jahre trotz Krümmung keine Schmerzen verspürt habe, begriff er nicht und lamentierte weiter wie vorher.

Ich gab ihm Procain-Injektionen am Rücken und verschrieb ihm Prostagutt-Kapseln für die Prostata.

Ob er die Prostagutt-Kapseln geholt und eingenommen hat, habe ich nie erfahren, denn er ließ sich nicht wieder blicken.

Ich glaube nicht, dass er die Kapseln gekauft hat, da er den Zusammenhang zwischen Prostataerkrankung und Rückenschmerzen nicht sah.

Zweiter Fall

Ein Patient Mitte 70 kam gleich in die Praxis gestürmt mit den Worten: „Herr Doktor, Herr Doktor!" Als ich ihm sagte, dass ich kein Doktor sei und einfach nur Herr Günther hieße, sah er mich groß an, überlegte und teilte mir mit einem Schwall an Worten seine mitleiderregenden Beschwerden mit. Und dann wieder: „Herr Doktor, Herr Doktor!" Ich wiederholte, dass ich kein Doktor sei. Die nächste Aufzählung von Beschwerden erfolgte und wieder: „Herr Doktor, Herr Doktor!"

Jetzt hatte ich keine Lust mehr, ihn zu verbessern. Ich verschrieb ihm diverse Naturheilmittel gegen seine vielen geschilderten Krankheiten.

Auch dieser Patient war eine Eintagsfliege.

Dritter Fall

Ein etwa 70-jähriger Mann fiel mit der Tür ins Haus, indem er dem Sinne nach meinte, mir würde es doch sicher nur aufs Geld ankommen, ohne dass ich ihm wirklich helfen wolle.

Da war ich sprachlos. Bisher kamen die Patienten in dem Vertrauen: „Der Günther hilft uns." Und nun kam einer mit dem absurden Gedanken des Misstrauens.

Ich sagte ihm: „Wenn Sie kein Vertrauen zu mir haben, kann ich Sie nicht behandeln."

Er wollte dann beschwichtigen, doch ich wiederholte: „Ohne Ihr Vertrauen behandele ich Sie nicht!" Da er nicht gehen wollte, öffnete ich die Tür.

Er fragte: „Wollen Sie mich hinauswerfen?"

Ich sagte: „Nein, absolut nicht, aber Sie müssen doch verstehen, dass ich Sie bei dem entgegengebrachten Misstrauen nicht behandeln will!"

Da ging er.

Das war bisher der einzige Kranke, dem ich die Behandlung verweigert habe. Ich glaube noch heute, mit Recht. Nur im gegenseitigen Vertrauen liegt der Erfolg.

Mensch und Tier

Ein Mensch hält ja viel mehr aus als ein Tier.

Wenn sich Tiere so ernähren würden wie wir Menschen, hätten sie geringe Lebenschancen.

Zwar haben wir Menschen aufgrund falscher, d. h. nicht basischer Ernährung einen längeren Leidensweg, aber leben trotzdem mit Medikamenten und Operationen länger als Haustiere.

Es gibt genügend Beweise:

BSE bei Rindern, weil sie statt mit Pflanzen mit tierischen Abfallprodukten gefüttert wurden

- Geflügelpest
- Massentierhaltung
- Gammelfleisch
- Gammelkäse
- Dioxin-Futterskandal

Und das alles, um in kürzester Zeit Millionen zu machen. Das ist Körperverletzung!

Bei Obst und Gemüse sind diese Skandale kaum möglich. Zwar wird gespritzt, aber aus Kostengründen in immer geringerer Dosierung, und die gefährlichsten Spritzmittel sind vom Markt.

Die leidige Erfahrung, wie empfindlich Haustiere sind, musste ich auch selbst machen.

Einem Bekannten hatte ich erzählt, dass meine Großeltern einen Boxerrüden namens Pluto hatten. Meine Mutter schwärmte immer sehr von diesem Hund.

So kam es, dass er mir eines Tages berichtete, im Forsthaus habe der Züchter noch zwei Boxer, einen Rüden und eine Hündin. Diese seien schon ein halbes Jahr alt, er werde sie nicht los und wolle sie jetzt billig abgeben. Klar, 1952 – kurz nach der Währungsreform – hatten die Leute andere Sorgen, als einen Hund zu kaufen. Da hatten wir die „Fresswelle"!

Mein Bekannter wollte sich den Rüden holen und ich sollte mir doch die Hündin nehmen.

Kurz entschlossen zog ich los zum Forsthaus, das auch gleichzeitig eine Wirtschaft war.

Da ich kein Bier trank und gleich auf den Kauf der Hündin zu sprechen kam, wickelte sich der Kauf schnell ab. Keine Rede vom Züchter über Haltung und Fütterung des Hundes.

Suche nach einem Nachfolger

Sie erinnern sich, dass ich einer Patientin das Versprechen gab, sie so lange zu behandeln wie sie lebe.

Ein basischer Mensch kann länger leben, und als ich mit 76 Jahren immer noch in der Praxis stand, habe ich ihr vorgerechnet, dass sie noch etwa 20 Jahre leben könne. Jetzt hätte ich aber doch ein Alter erreicht, in dem ich in den Ruhestand gehen sollte. Ich wolle jedoch einen Nachfolger suchen, der ebenfalls die Säure bei ihr mit Basen abpuffern würde. Sie war damit einverstanden.

Also ließ ich Inserate in unserer Fachzeitung „Der Heilpraktiker" setzen.

Es meldete sich ein Heilpraktiker und Psychologe. Dieser Mann kam nicht infrage. Er wollte Gruppengespräche führen. Meine Patienten wollten aber in erster Linie behandelt werden.

Ferner meldete sich eine Heilpraktikerin aus Westfalen. Sie habe zwar eine Praxis in Warendorf, doch es kämen keine Patienten und den ganzen Tag die Decke anzustarren, das sei auch nichts.

Ich habe sie eingeladen, meine Methode in der Praxis kennenzulernen. Sie war zunächst Feuer und Flamme. Doch dann kam die Absage, der Anfahrtsweg sei ihr zu weit.

Dann meldete sich ein weiterer Heilpraktiker. Ich führte ihm meine Methode an einigen Patienten vor und er war beeindruckt.

In der Mittagspause lud ich ihn zum Essen ins mexikanische Steakhaus ein. Die hatten ein gutes Salatbüfett und ich habe dort immer dann Salat gegessen, wenn ich keinen Mittagstopf mitgenommen hatte. Ich nahm dort wieder Salat und der Kollege bestellte das teuerste Menü – eine Spezialität mit Fleisch, das in eine Tunke getaucht wurde –, so habe ich es noch in Erinnerung.

Nach dem Essen und meiner Bezahlung der Rechnung eröffnete er mir, er sei gekommen, um zu sehen, wie ein erfahrener Heilpraktiker seine Praxis führt. Er sei zu zweit mit einem weiteren Kollegen, aber sie kämen nicht gut zurecht.

Ich war über diese Kaltschnäuzigkeit völlig verblüfft. Ob solch ein Mensch bei den Patienten ankommt?

Danach habe ich wieder ein Inserat geschaltet mit dem Erfolg, dass sich ein Heilpraktiker gemeldet hat. Er war gebürtig aus Mecklenburg und wohnte mit seiner Familie in Berlin. Bisher hatte er assistiert, wünschte sich jedoch eine eigene Praxis.

Man kann eine Praxis verkaufen oder auf Rentenbasis abgeben. Die Rentenbasis erschien mir als der sozialere Weg und so wurde ein entsprechender Vertrag geschlossen.

In dem Vertrag stand auch, dass er die zu übernehmenden Patienten nach meiner Art des Entsäuerns behandeln müsse. Bei Patienten, die neu zu ihm kamen, sollte er auch andere Therapien wählen können.

Im Jahre 2000 habe ich dann die Praxis an diesen Nachfolger abgegeben, der die Behandlung in meinem Sinne und im Interesse des Patientenstammes weiterführte, indem er die Säure über die Venen abpufferte.

Mein Nachfolger behandelte die „süße Patientin" mit Abpuffern wie abgesprochen.

Dann musste er einen Hausbesuch bei ihr machen. Die Dosierung hatte wohl nicht gereicht. Die Patientin kam nicht mehr aus dem Bett heraus. Sie konnte nicht auf den Beinen stehen. Der Nachfolger sagte: „Dann müssen Sie den Pflegedienst holen."

Als mein Nachfolger Urlaub machte und ich die Vertretung übernahm, habe ich der Patientin den Vorschlag gemacht, sie wie schon einmal mit der doppelten Menge zwei bis drei Tage hintereinander zu behandeln, damit sie wieder laufen könne.

„Oh, bloß nicht", riefen sie und ihre Schwester wie aus einem Munde, „dann bekommen wir ja das Pflegegeld nicht mehr!"

Ich dachte: Dübel auch! Wenn ich wieder laufen könnte, würde ich gern auf das Pflegegeld verzichten. Statt nur im Bett zu liegen, wollte ich lieber tot sein. Lebendig begraben zu sein, ist doch nicht das Wahre!

Aber wie heißt es: Des Menschen Wille ist sein Himmelreich.

Die Patientin lebte im März 2010 immer noch, mittlerweile 98 Jahre alt.

Sie war zwar wie beschrieben bettlägerig, aber die Schwester rief mich von Zeit zu Zeit an, wenn die Patientin einen Hausbesuch wünschte.

Auspendeln und Einfluss einer Heilerin

Der Nachfolger führte die Behandlung bei dem vorgenannten, erstmals im April 1985 vorstellig gewordenen Beamten bis Mai 2002 durch. Dann kam es zu einem Zerwürfnis, weil mein Nachfolger nicht mehr wusste, welches Leberpräparat er dieser Behandlung hinzugefügt hatte.

Und darüber war dieser Patient so erbost, dass es zu einem heftigen Wortgefecht und zur Beendigung der Behandlung kam.

Der Patient kam dann zu mir in die Wohnung, berichtete darüber und bat um meine Hilfe. Er bat, ich möchte doch das Lebermittel finden, das der Nachfolger nicht mehr im Gedächtnis hatte.

Ich habe dann alle möglichen Ampullen Lebermittel zusammengesucht, weil er diese auspendeln wollte. Im Grunde genommen hielt ich nicht viel davon, aber ich wollte ihm seinen Willen lassen. Und es ergab sich, dass kein Mittel nach seinem Auspendeln zutreffen sollte.

Ich hatte ihm noch Nierenmittel hingelegt und auch Natriumhydrogencarbonat, Kalium, Calcium und Magnesium. Auch das hat er immer als negativ ausgependelt.

Und das konnte nicht sein, denn nach meiner Meinung trafen diese Mittel zu 100 % für ihn zu. Ich wusste, dass er sich nicht basisch ernährte und die Niere die Mineralien nicht zurückresorbierte, sondern dass die Filter die Mineralien durchließen. Ich hatte oftmals den Urin kontrolliert und er war immer im basischen Bereich, d. h. er hätte gesund sein müssen.

Aber hier irren auch viele Pharmakologen, wenn sie meinen, dass die Indikator-Papiersteifen, die sie zu ihren Mitteln dazugeben und die mit Urin benetzt werden sollen, 100-prozentige Ergebnisse bringen. Denn wenn die Nieren Mineralien durchlassen, ist das Indikatorpapier dunkel bis lila gefärbt und im basischen Bereich, obwohl der Patient eine Azidose hat. Diese Messungen sind also völlig nutzlos.

Man kann diese Tests allenfalls im Mund durchführen, wenn man das Indikatorpapier mit Speichel benetzt. Dann sieht man, welche Farbe es hat, und kann es mit der Skala vergleichen. Doch auch diese Messung ist nicht zu 100 % genau. Genaue Ergebnisse erhält man durch Trittieren (Dafür wird benötigt: ein Apparat und das Vollblut vom Patienten, dazu werden Reagenzien gegeben, um den ph-Wert im Bindegewebe zu bestimmten).

Eines Tages erfuhr ich anlässlich eines Telefonates mit diesem Patienten, dass er bei einer Gesundbeterin gelandet war. Die habe ihm gesagt, in dem Haus, in dem er jetzt wohne, sei einmal etwas Fürchterliches passiert – da müsse einer zu Tode gekommen oder umgebracht worden sein.

Daraufhin hat er Kirchenbücher durchgeblättert und auch tatsächlich gefunden, dass mal ein Kind im Säuglingsalter als tot eingetragen war. Nun muss man auch wissen, dass im Jahre 1800 die Kinder- und Säuglingssterblichkeit sehr hoch war und dass das Kind durchaus eines normalen Todes gestorben sein kann.

Aber er glaubte, dieses Kind sei nicht gewolt gewesen und umgebracht worden. Er stand also völlig im Bann dieser Heilerin. Bei einem späteren Telefonat war er total aufgelöst, hatte eine weinerliche Stimme und war fertig mit den Nerven.

Es hat wohl keinen Sinn, diesen falschen Weg einzuschlagen.

Obwohl es sich um einen Beamten der höheren Laufbahn handelte, mit vielen Kompetenzen und einer großen Zahl von Mitarbeitern, ist ihm kein Licht aufgegangen, dass er ja schon fast 30 Jahre in einem Neubau gelebt und auch dort diverse Krankheiten bekommen hatte, bevor er in das jetzige Bauernhaus zog.

Er ist ja schon krank in dieses Gehöft eingezogen. Warum sollen die Wände dann im Nachhinein Schuld an seinen Krankheiten sein – laut Heilerin?! Wir leben doch nicht mehr im Mittelalter.

Schon beim Aufzählen seiner Krankheiten fällt auf, dass es Symptome einer Azidose sind: Erschöpfung, Nervosität, Schlafstörungen, Blähungen, Herzrhythmusstörungen und Arthrose.

Tod meines Nachfolgers – Ende meines Ruhestandes

Mein Nachfolger war ein leidenschaftlicher Fleischesser.

Er spielte Squash in einer Sportanlage mit gutem Restaurant, in dem es nicht nur Rind-, Kalb- und Schweinefleisch, sondern auch Wildfleisch von Strauß, Känguru, Springbock usw. gab. Er schwärmte mir oft davon vor.

So wie andere tabak- oder alkoholsüchtig sind, war er geradezu fleischsüchtig.

Mittags habe ich ihn oft in einem asiatischen Imbiss an der Bierstraße gesehen, wo er gerne scharfe Fleischspeisen zu sich nahm.

Meinem Freund Ulfried gab er ein Buch, in dem der „Nutzen" von Eiweiß beschrieben wurde. Ulfried – ein absoluter Vegetarier – war entsetzt und meinte: „Das ist doch eine irrige Annahme für einen Heilpraktiker, der Säuren nach deinem Einfall abpuffern soll!"

In der Regel bekommen starke Fleischesser Darmkrebs. Mein Nachfolger bekam einen Gehirntumor. Er telefonierte fast ausschließlich mit dem Handy.

Er musste auch wissen, dass Krebs im sauren Milieu entsteht. Er wurde nur 52 Jahre alt und hat lediglich sechs Jahre in meiner Praxis gearbeitet.

Jetzt standen die Patienten vor der Tür und fragten mich, was sie nun tun sollten.

Ich sagte ihnen: „Ich lasse meine langjährigen treuen Patienten nicht im Stich. Dann richte ich eben zu Hause eine Praxis ein und arbeite weiter."

Von einigen dieser treuen Patienten will ich nachfolgend berichten.

Dauerstress beim Betriebswirt mit Azidose

Ein 49-jähriger Betriebswirt klagte über Schmerzen im rechten Ellenbogengelenk.

Früher hatte er Bronchitis gehabt, später Mandelentzündung. In beiden Fällen habe er Antibiotika bekommen.

In der linken und rechten Iris waren Nieren- und Bronchienzeichen, die Entzündungszeichen um den Darmsektor wiesen auf eine Azidose hin.

An Medikamenten verschrieb ich Ardeynephron, Ozovit und Adiclair.

Dann wurde er abgepuffert. Nach zwei Behandlungen war er beschwerdefrei.

Bei späteren Besuchen klagte er über Missstände in der Firma. Dieser Dauerstress verursachte natürlich immer wieder bei ihm eine Azidose und Erschöpfungszustände. Seine Ernährung war auch nicht immer basisch.

Einmal, als der diastolische Wert 95 betrug, sagte er zu mir, er habe einen Hering gegessen.

Bei einer weiteren Konsultation hatte er Schmerzen im Schulter- und Brustbereich. Mit Abpuffern und Procain-Injektionen an den Schmerzstellen war das auch wieder behoben.

Auch als man ihn im Gehalt drücken wollte, beeinflusste das seine Gesundheit negativ.

Arthur Schopenhauer, ein deutscher Philosoph, hat gesagt: Die größte aller Torheiten ist, seine Gesundheit aufzuopfern, für was es auch sei.

Gut gesagt, wenn es um die Existenz geht. Der Existenzdruck nimmt immer mehr zu und so ist es kein Wunder, wenn Arbeitnehmer immer erschöpfter und unmotivierter werden. Stress säuert an und macht krank!

Stressgeplagte Fußpfleger

In der einen Hälfte des Lebens opfern wir unsere Gesundheit, um Geld zu erwerben; in der anderen Hälfte opfern wir Geld, um die Gesundheit wiederzuerlangen.

Voltaire (französischer Philosoph und Schriftsteller, 1694 – 1778)

Dieser Satz passt zu einem Fußpfleger-Ehepaar. Sie kamen mit Juchhe (von der Arbeit abgehetzt) in die Naturheilpraxis.

Der 64-jährige Patient hatte folgende Vorgeschichte: Tuberkulose und Mandelentzündung, mit Antibiotika behandelt, 1975 Magen- und Zwölffingerdarmgeschwüre.

Jetzt hatte er einen Blutdruck von 215/115, einen Puls von 71, die Irisdiagnose ergab: Leber, Niere, Rheuma. Er klagte über:

- Schmerzen im rechten Arm und am rechten und linken Schulterblatt
- Luftnot
- Schmerzen links und rechts unterhalb des Halses
- Unruhe

Ich konnte Myogelosen im gesamten Rückenraum feststellen.

Folgende Behandlung brachte gelegentliche Erfolge: Abpuffern der Säuren, Neuraltherapie mit Procain.

Es wurde verordnet:

- Fidozon Granulat (leider nicht mehr im Handel)
- Carduus Marinanus und Quassia Spl

- Latensin Kap. Stark
- Scrophularia Spl
- Tonsilgon
- Nierentee
- Nephrotrans Kapseln
- später: Ardeynephron und Neurapas-Filmtabletten

Seine Frau, die 62-jährige Patientin, hatte folgende Vorgeschichte: Tonsillen-Operation, Appendix-Operation, Osteoporose (Prof. Stöß, Düsseldorf), Verstopfung und Blähungen.

Mit 40 Jahren litt sie unter folgenden Beschwerden: Kopf- und Regelschmerzen, Halsschmerzen, Vegetativum, Muskelverspannung.

Behandlung:
- Abpuffern der Säuren wie üblich

Verschreibung:
- Syxyl-Nierentee, TAD 400 Harntee, Flügges Basenmischung
- vier Jahre später: Ventracid, Calcufel Aqua, Pulvydrops
- sechs Jahre später: Symbioflor 1 und 2 sowie Nephrotrans
- neun Jahre später: Juniperus Spl

Bei erneuter Konsultation im Jahre 2009 ergab die Blutdruckmessung 150/90 und einen Puls von 92, die Irisdiagnose eine Maßliebchen-Iris. Es waren Bronchien-, Nieren-, Ovarien- und Stoffwechselzeichen vorhanden. Nieren- und Pankreastoxien und eine Azidose waren zu sehen.

Anlässlich einer Behandlung stellte sich heraus, dass die Ernährung bei den beiden absolut nicht basisch war. Tomatensuppe aus der Tüte und Joghurt waren genossen worden (und das, obwohl ich bei jedem Besuch darauf aufmerksam gemacht hatte, dass dieses zu einer Gefährdung der Nieren führt).

Kein Wunder, dass der Blutdruck bei beiden erhöht war, besonders kritisch die diastolischen Werte von 115 bei dem Mann. Vom hohen diastolischen Wert kann man die Azidose ableiten.

Daher wieder mein Rat: Wenn er nicht an die Dialyse wolle bzw. eine Nierentransplantation im Raume stünde, müssten sie sich basisch ernähren.

Kaufmann trinkt täglich Rotwein

Ein 61-jähriger Kaufmann hatte folgende Vorgeschichte: Tonsillitis mit Penizillin behandelt, im Darm chronische Entzündung, und folgende Beschwerden: Juckreiz, Grippe, Fieber, Schwitzen, Zittrigkeit, flüssigen Stuhl fünf- bis sechsmal am Tag.

Der Blutdruck betrug 136/93, der Puls 61. Allein der systolische Wert von 93 zeigte eine Azidose an. Die Irisdiagnose bestätigte es.

Die Abpufferung über die Vene und die medikamentöse Verordnung von Hewelymphon-Tabletten und Juniperus Spl brachten einen schnellen Erfolg: der Blutdruck betrug 118/77.

Die Empfehlung einer monatlichen Behandlung wurde eine Zeit lang eingehalten.

Dann meldete sich der Patient mit einem Schulter-Arm-Syndrom.

Meine Ausführungen, dass die Krankheit von innen heraus über den Darm und die Azidose über Abpuffern behandelt werden müsse, leuchteten ihm nicht ein.

Er konsultierte inzwischen auch einen Osteopaten und benutzte eine Magnetdecke, ohne Erfolg.

Ich schlug ihm zwei Gratisbehandlungen für die Abpufferung vor und gab ihm Paidoflor und Mutaflor als Muster mit. Damit wollte ich ihm beweisen, dass der Körper durch Schmerz auf ein Ungleichgewicht aufmerksam macht und äußerliche Schmerzen nicht unbedingt auch äußerlich behandelt werden müssen.

Er erklärte, dass er nur kurzfristig beschwerdefrei geworden und die Sache langwierig sei.

Dann kam er nach acht Wochen von sich aus zur üblichen Behandlung. Beim Gespräch erwähnte er, dass er abends Rotwein trinke.

Ich machte ihn darauf aufmerksam, dass der Rotwein mit einem pH-Wert um 5 herum ansäuern würde. Er solle lieber Wacholder in

Wasser gelöst und mit Stevia gesüßt trinken. Denn dem Körper immer wieder Säuren über Nahrung und Getränke zuzuführen sei kontraproduktiv. Man dürfe ja nicht gegen die Therapie arbeiten.

Er meinte, er würde jetzt sein Textilgeschäft nur noch drei Tage pro Woche öffnen, dann habe er mehr Ruhe.

Um nicht die Lebensgewohnheiten ändern zu müssen, schob er dann den Berufsstress vor. Dem Grunde nach belog er sich selbst.

Asthma bronchiale

Die 60-jährige Bauzeichnerin mit Asthma war nur schwer davon zu überzeugen, das Kortison langsam abzusetzen. Sie sagte immer wieder, das sei ja nur in Nanogramm und nicht in Milligramm berechnet. Auf dem Beipackzettel waren 50 mg/500 ng angegeben.

Der Blutdruck betrug 128/92, der Puls 108.

Sie meinte, dass der hohe Puls vom Kortison käme.

Ich sagte, dass die doppelte Herzschlagfolge (108 statt 70) doch das Herz doppelt fordern würde und die Lebenserwartung eventuell verkürze. Nein, sie wolle weiterhin Kortison nehmen.

Kommen wir zur Vorgeschichte: Windpocken, zweimal Masern, Nierenbeckenentzündung.

Jedes Mal erfolgte eine Antibiotikabehandlung.

Folgende Beschwerden beschrieb sie: Atemnot bei Anstrengung, z. B. Steigung, Betten aufschütteln, Sodbrennen, Verspannungen, gelegentlich Kopfschmerzen.

Außer Kortison bekam sie vom Arzt ein Aerosol – gegen Letzteres war nichts einzuwenden.

Aber dann erhielt sie noch ein Tiotropium und ein Medikament mit Paracetamol und Chlorphenaminmaleat.

Unter besonderer Vorsicht war im Beipackzettel angegeben: Bei vorbelasteten Personen kann durch die Einnahme eine Verkrampfung der Atemmuskulatur (Bronchialspasmus) ausgelöst werden. Also eine schwerwiegende Gegenindikation!

Die Patientin erhielt von mir 4 x 20 ml Natriumhydrogencarbonat, eine Ampulle Calciretard und eine Ampulle Vitamin C 1000 mg als intravenöse Injektionslösung. Verordnet wurde A-Bomin, später Asthmavowen und danach Pulmo-Hevert-Tropfen.

Nach einigen Therapien brach sie die Behandlung ab.

Etwas zum Schmunzeln 2 – Starke Tabletten

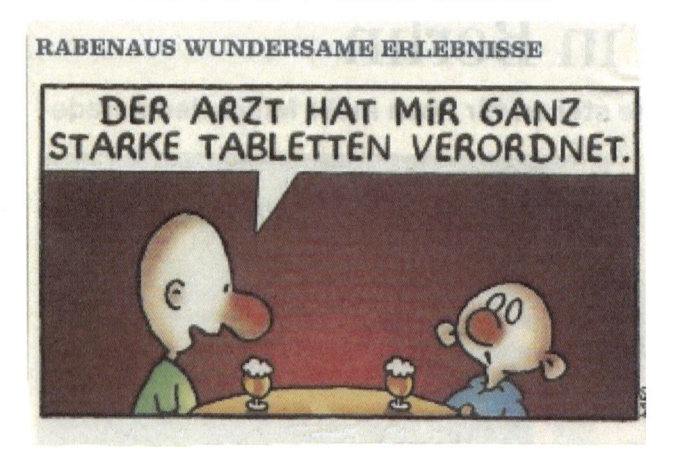

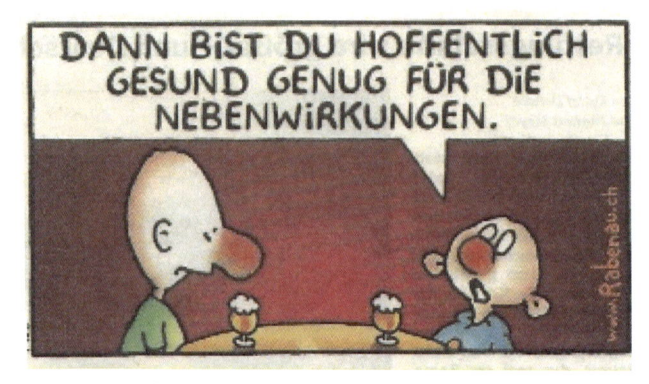

aus der Neuen Osnabrücker Zeitung (14.03.2011)

Fehldiagnose: Gastritis

Kommen wir zu einem Patienten (Student), der bereits früher in meiner Praxis gewesen war und der als Ältester zu den Kindern gehörte, die zu dritt zur Behandlung gekommen waren, meistens zur Vorbeugung, wenn Krankheiten in der Schule grassierten.

Die Anamnese ergab Masern im Juni 1996, Otitis media und Tinnitus (mit Antibiotika behandelt, durch Abpuffern der Säuren erfolgreich behandelt), Bronchitis.

Die Irisdiagnose ergab Leber, Niere, Bronchien, Pankreas.

Jetzt klagte er über Schmerzen im Hals, im Rücken und an der linken Hüfte. Der Blutdruck lag bei 135/90, der Puls bei 78. Der Patient wurde abgepuffert und verschrieben wurden Pulmonest und Mutaflor (nach der Irisdiagnose: dunkle Magen-Darm-Zone).

Bei einem späteren Besuch nach Jahren klagte er über Brennen und meinte, es sei der Magen.

Ich fragte ihn: „Ist es Sodbrennen, also sauer, oder ein anderes Brennen, ähnlich wie Feuer?"

Er sagte: „Nein, sauer nicht, aber es brennt! Das muss doch vom Magen kommen."

Ich führte eine Irisdiagnostik durch und sagte: „Es kann nicht der Magen sein, die Magen-Darm-Zone ist abgedunkelt, es sind keine Entzündungszeichen zu entdecken."

Da kam er damit heraus, dass er beim Arzt in einer Klinik gewesen sei. Dieser habe ihm ein säurehemmendes Magen-Darm-Mittel (selektiver Protonenpumpenhemmer 20 mg) verschrieben. Er sei inzwischen wieder dort vorstellig geworden und habe geklagt, dass es nicht geholfen habe. Daraufhin habe der Arzt gemeint, dass er das Mittel in stärkerer Konzentration nehmen müsse.

Da ihm dieses arge Bedenken bereitete, kam er zu mir.

Ich ging davon aus, dass das Brennen mit einer Azidose im Zusammenhang stehen müsse und pufferte ihn wie üblich ab. Danach sagte er, dass das Brennen nachgelassen habe.

Tage später kam er wieder und berichtete, er sei bei einer Heilpraktikerin (sie war mir bekannt) gewesen. Sie habe mittels Testgerät festgestellt, dass er es am Magen habe.

Verschrieben hatte die Heilpraktikerin: Nuxal comp., Ichthraletten, Myristica.

Ich habe wieder Lampe und Lupe genommen und eine Irisdiagnose gemacht. Wieder das gleiche Ergebnis: keine Entzündungszeichen.

Apparate kann man manipulieren, und wenn der Patient klagt, es komme vom Magen, dann piepst das Gerät beim Magenmeridian. Man braucht nur etwas fester zu drücken und der Patient ist zufrieden, weil er seine Bestätigung bekommt.

Ich sagte dem jungen Mann nochmals, dass es nicht vom Magen käme, und empfahl ihm, jetzt zum Arzt zu gehen, den Magen untersuchen zu lassen und sich zu beschweren, dass der Arzt ohne klinische Untersuchung ein Präparat verschrieben habe. Das ist ein Kunstfehler.

Der Patient hat den Schlauch geschluckt, es wurde Ultraschall gemacht – es wurde nichts gefunden.

Aber jetzt kommt es!

Laut Beipackzettel des verordneten Medikaments kann es zu vielen Nebenwirkungen kommen, u. a. an der Haut: Gefäßentzündung mit Hautveränderungen (Erythema multiforme), schwere Hautschädigungen (toxische epidermale Nekrolyse) oder Pilzinfektionen.

Ja, Leberversagen und Hirnschädigung (Enzephalopathie) und viele andere schwere Erkrankungen können demnach vorkommen.

Rosacea (Kupferrose)

Zwei Monate später kam der Patient mit einer Rosacea – wahrscheinlich aufgrund der obigen Nebenwirkungen. Die Nase war stark gerötet und es hätte sich unbehandelt später eine Knollennase ausbilden können.

Der Hautarzt hatte ihm eine Salbe verschrieben.

Ich sagte: „Ich muss nachsehen, ob ich in den Unterlagen ein Heilmittel gegen Rosacea finde. Kommen Sie in einer Woche wieder."

Ich wälzte alle Firmenunterlagen über Naturheilpräparate gegen Rosacea, aber es war nichts über ein Heilmittel vermerkt.

Als der Patient nach einer Woche wiederkam, habe ich ihm das berichtet und ihn gebeten, er möge im Internet nachsehen, ob er etwas finden könne, und dieses dann ausgedruckt mitbringen.

Er kam mit zwei Ausdrucken.

Der eine – rein schulmedizinisch – schien wenig überzeugend.

Der andere war nach meiner Meinung gut verwendbar. Es war u. a. beschrieben:

Darmbesiedlung mit Candida-Hefepilzen – das passte zu der dunklen Darmzone. Oft hilft langfristig am besten eine naturheilkundliche Therapie. Wichtig ist dabei eine Darm- oder Hefepilzsanierung.

Weiter schrieb der Dermatologe Dr. Harald Brenner: „Gute Erfolge haben wir mit naturheilkundlichen Behandlungsverfahren erzielt, z. B. Darmsanierung, Symbioselenkung."

Diese Therapien habe ich daraufhin durchgeführt:

- Ozovit-Pulver zur Darmreinigung
- Adiclair, zuerst flüssig, dann Dragees gegen Hefepilze
- Paidoflor und Mutaflor zur Neubesiedlung mit gesunder Darmflora
- Presselin Hepaticum-Tabletten (neuer Name: Presselin Patikum)

Außerdem wurde gegen Säuren abgepuffert, da ich die Erfahrung gemacht habe, dass dann die Medikamente besser wirken. Das Gleiche wurde mir auch von meinem Freund, der Rettungsassistent ist, bestätigt. Er sagte: „Wir nehmen in Notfällen schon starke Präparate, aber oft kommen die erst richtig zur Wirkung, wenn wir zusätzlich Natriumhydrogencarbonat geben."

Die Rosacea hat sich übrigens mit der obigen Behandlung sehr gebessert: die Rötung der Nase ist verschwunden. Dem Studenten wird die Knollennase erspart bleiben, das wäre ein katastrophaler Schönheitsfehler gewesen.

Jetzt kommt er vor jeder Klausur, damit durch die Anti-Acid-Methode über die Vene der Kopf frei bleibt.

Inzwischen habe ich festgestellt, dass im Kompendium der Firma Pascoe Hinweise auf Rosacea gegeben werden. Sie decken sich in etwa mit dem, was ich beschrieben habe – Sanierung der Darmflora usw.

Tonsillitis – Schmerzen im Unterleib – Zystitis

Die Schwester des vorgenannten Patienten war 19 Jahre alt und Abiturientin. Die Anamnese ergab Masern im Juni 1996, Blutdruck 121/77, Puls 104.

Als Beschwerden nannte sie Müdigkeit, Kopfschmerzen, Übelkeit (typische Merkmale einer beginnenden Azidose).

Die Behandlung erfolgte durch Abpuffern und Verschreibung von Ardeynephron.

Zwei Jahre später kam sie mit einer klassischen Tonsillitis. Rachen und Mandeln waren stark gerötet, auf der linken Tonsille fand sich Eiter (Staphylo- und Streptokokken).

Schon das Schlucken des Speichels verursachte Beschwerden.

Sie hatte vom Arzt Antibiotika bekommen, aber es habe nichts genützt. Also auch eine Antibiotikaresistenz – das kommt jetzt immer öfter vor.

Ich habe abgepuffert mit:

- 5 Ampullen = 100 ml Natriumhydrogencarbonat
- 1 Ampulle Calcium EAP
- 1 Ampulle Calciretard
- 1 Ampulle 1000 mg Vitamin C Wörwag
- 2 Ampullen Infi-Eupatorium-Injektion N

Schon nach der Hälfte der Behandlung sagte die Patientin: „Ach, was ist das angenehm; ich kann wieder schlucken und der Schmerz im Hals ist weg!"

Wegen der Antibiotikaresistenz habe ich ihr vorgeschlagen, die gleiche Entgiftungs- und Aufbaukur für den Darm wie bei ihrem Bruder durchzuführen.

Ein Jahr später kam sie mit Übelkeit und starken Schmerzen im Unterleib. Sie lag auf der Liege mit angezogenen Beinen. Ihr Aussehen war äußerst krankhaft.

Sie war im Krankenhaus gewesen. Die Ärztin hatte ihr zwei Kapseln Antibiotika gleich zum Schlucken gegeben und eine weitere Verordnung darüber. Das Antibiotikum habe aber nicht geholfen.

Es wäre besser gewesen, sie hätte es nicht genommen. Denn wie sollen Antibiotika bei Schmerzen helfen? Ein Kunstfehler?

Die junge Frau hatte in der Iris absolute Spasmolyse-Zeichen. Also war der gesamte Unterbauch schmerzhaft verkrampft.

Sie erhielt die **Basenspritze** dieses Mal mit Cormagnesin 200. Schon nach der ersten Behandlung setzte die Linderung ein. Wir vereinbarten zwei weitere Behandlungen, an jedem zweiten Tag.

Ich habe sie bei den beiden folgenden Konsultationen wie folgt abgepuffert:

- 5 Ampullen = 100 ml Natriumhydrogencarbonat
- 1 Ampulle Trophicard
- 1 Ampulle Calciretard
- 1 Ampulle Cormagnesin 200

Anmerkung: Trophicard ist nicht mehr im Handel, Kaliumpräparate sind nur noch im Ausland zu erhalten.

Nach den drei Behandlungen hatte sie keine Schmerzen mehr und fühlte sich gut.

Danach kam sie, wenn Arbeiten in der Schule anstanden, um den Kopf frei zu haben.

Neuerlich erschien sie dann mit Blasenbrennen (Zystitis) und Erbrechen. Ich habe sie abgepuffert und das Erbrechen war weg.

Es wurden Carduus Marianus Similiaplex und Quassia Spl D. dreimal täglich 3 – 5 Tropfen in Tee verschrieben.

Sie kam dann nochmals wegen der Zystitis.

Jetzt wollte ich es wissen und habe abgepuffert mit:

- 5 Ampullen Natriumhydrogencarbonat
- 1 Ampulle Calciretard
- 1 Ampulle Vitamin C 1000 mg (Wörwag)
- 2 Ampullen Pascorenal Injektopas
- 2 Ampullen Traumeel
- 2 Ampullen Infi-Eupatorium-Inj.
- 1 Ampulle Spasmo-Bomaleb Hevert-Inj.
- 1 Ampulle Naranotox

Verordnet wurden weiterhin Nephrotrans Kap., Iberogast, Hewecyst Blasen-Nieren-Tropfen. Nach dieser Behandlung traten keine Beschwerden mehr auf.

Schließlich kam die Patientin 14-tägig zum Abpuffern, weil sie vor der Abiturprüfung stand.

Bronchitis – Kopf- und Rückenschmerzen – Geschwollene Lymphknoten

Der jüngste Sohn der Familie, jetzt 15 Jahre alt, kam, wenn früher im Kindergarten oder nun in der Schule Krankheiten grassierten, zur Stärkung des Immunsystems in die Praxis.

Die Anamnese ergab Erkältung und Erbrechen. Er kam mit Husten und Schnupfen. Er hatte sich beim Fußballspielen beim VfL Osnabrück durch den Wechsel von Schwitzen und Frieren in diesem langen und kalten Winter eine Bronchitis geholt.

Der Blutdruck betrug 90/80, der Puls 128.

Bei dem niedrigen Blutdruck verzichtete ich auf Korodin und gab ihm subkutan eine Ampulle Effortil. Der Blutdruck lag nach zwei Minuten bei 130/80.

Die Inspektion des Rachens ergab eine starke Rötung.

Also wurde er abgepuffert mit:

- 5 Ampullen = 100 ml Natriumhydrogencarbonat
- 1 Ampulle Calcium EAP
- 1 Ampulle Calciretard
- 1 Ampulle Vitamin C 1000 mg (Wörwag)
- 2 Ampullen Infi-Eupatorium-Injektion N

Er fühlte sich hinterher gut und konnte wieder zur Schule gehen.

Doch der Vater machte gleich den nächsten Termin für den übernächsten Tag fest, an dem er noch einmal die gleiche Behandlung bekommen sollte.

Bei einem späteren Besuch hatte er Kopf- und Rückenschmerzen. Auch seitlich der Brust, besonders links, hatte er Aufdickungen der Lymphe.

Der älteste Bruder hatte Geburtstag gefeiert. Man hatte Sushi gegessen. Mein Patient zwar nicht, aber sicherlich hatte er nicht basisch gegessen – wie es so bei Feiern üblich ist –, daher die Beschwerden.

Ich pufferte wie üblich ab und schlug vor, die Lymphe mit Lymphdiaralsalbe leicht einzureiben. Schließlich sollte er sich vom Arzt Lymphdrainage verschreiben lassen.

Tinnitus

Eine Hausfrau, 1952 geboren, war früher gelegentlich wegen azidotischer Beschwerden, z. B. Schwangerschaftserbrechen, in meiner Praxis in Behandlung gewesen.

In der Anamnese ergaben sich Mandelentzündung, alle Kinderkrankheiten (Röteln, Masern, Keuchhusten, Mumps) und eine Lungenentzündung als Säugling (mit Penicillin behandelt).

Die Irisdiagnose ergab eine strohgelbe Iris und Nierenzeichen für eine Niereninsuffizienz.

Sie kam wegen Tinnitus. Ich fragte, ob sie auch oft Kopfschmerzen habe, was sie bejahte.

Der aktuelle Blutdruck betrug 169/97, der Puls 78. Der diastolische Wert 97 zeigte die Belastung der Niere durch Azidose.

Ich habe sie abgepuffert mit

- 5 Ampullen Natriumhydrogencarbonat
- 1 Ampulle Calciretard
- 1 Ampulle Cormagnesin 200
- Spasmolytikum, u. a. 2 Ampullen Spasmobomaleb

Nach dem Spasmolytikum fühlte sie sich schlecht. Ein Zeichen dafür, wie sehr verspannt ihr Kopf war.

Eine Woche später habe ich telefonisch bei ihr nachgefragt, was ihr Tinnitus mache. Sie sagte: „Er ist weg!"

Einige Tage später kam eine Lehrerin, 1961 geboren, mit den gleichen Symptomen: Tinnitus seit einer Woche. Außerdem: nervös, Angstzustände, depressiv, wütend.

Die Anamnese ergab Masern, Windpocken und Keuchhusten.

Blutdruck vor der ersten Behandlung 143/86, Puls 69.

Die Diagnose: metabolische Azidose, Herz-Syndrom, Kopfschmerzen, spastische Diathese des Bauchraumes.

In der Behandlung pufferte ich sie wie zuvor beschrieben ab mittels **Basenspritze**.

Keine negative Reaktion nach dem Spasmolytikum!

Besserung des gesamten Befindens einschließlich Tinnitus. Blutdruck nach der zweiten Behandlung: 127/83.

Beide Tinnituspatientinnen sind nach zwei Behandlungen beschwerdefrei gewesen.

Mammakarzinom

Eine Patientin, geboren 1939, kam das erste Mal im Januar 1985 mit der Anamnese Mandelentzündung, Gebärmuttermyome, Struma und folgenden Beschwerden:

Blähungen, vor einer Woche Erbrechen, danach besonders erschöpft, Kopfschmerzen mit Übelkeit, mittags ab 12.00 Uhr.

Die Augendiagnose ergab Bronchien, Drüsen, Abwehr, Herz.

Zur Therapie verordnete ich Fidozon Granulat, Echinacin, Tonsilgon, Symbioflor 1 und 2 sowie Neuraltherapie Halswirbelsäule und Thyreo.

Im Dezember 1992 lag der Blutdruck bei 95/70, der Puls bei 35.

In der Therapie pufferte ich die Patientin ab und verordnete Aixolein/Coffeinum 0,2.

Nach Coffeinum betrug der Blutdruck 140/70.

1996 stellte ich bei der Augendiagnose ein Defektzeichen von der Größe eines Stecknadelkopfes in dem Sektor Mamma fest.

Ich sagte der Patientin, dass sie einen Knoten in der Brust habe.

Sie antwortete, dass das nicht sein könne, da sie alle halbe Jahre zur Mammographie gehe und vor Kurzem gerade zur Überprüfung war.

Ich schaute noch einmal ins Auge und sage: „Dann gehen Sie hin und sagen, ich hätte es festgestellt."

Sie ging zu der bestimmten Stelle und siehe da, jetzt fand sich ein Tumor – zum Glück war er (wie nach der OP festgestellt wurde) erst kirschkerngroß. Nach der OP kam die Patientin noch bis zum Wechsel mit meinem Nachfolger zur Behandlung. Mein Nachfolger behandelte sie bis 2001.

Dann erklärte sie mir anlässlich eines Telefonats: „Der Nachfolger liegt mir nicht, deshalb habe ich die Behandlung bei ihm abgebrochen."

Ich antwortete ihr, dass es letztlich um ihr Leben ginge und sie daher alles andere zurückstellen solle.

Sie berichtete, dass sie jetzt eine Überwärmungstherapie durchführen ließe, die sie jedoch nicht für den ganzen Körper vertragen könne. Daher erfolge die Therapie in Teilbehandlungen.

Ich sagte ihr: „Wenn es überhaupt etwas nützen soll, dann muss der gesamte Körper überwärmt werden." (Inzwischen wird diese Therapie mangels Erfolg nicht mehr durchgeführt.)

Im Frühjahr 2007 erfuhr ich von ihrem Mann, dass die Patientin verstorben war.

Immerhin hat sie noch 11 Jahre nach der Krebsoperation gelebt.

Zyste und Mammakarzinom

Eine andere Patientin, geboren 1941, hatte eine Zyste in der rechten Brust.

Sie war bei einer sehr beliebten Frauenärztin in Behandlung, die gesagt hatte, dass die Zyste beobachtet werden müsse (die Frauenärztin ist selbst noch jung an Krebs gestorben).

Nach einem Aufenthalt auf der Insel La Gomera (die Ferienanlage wurde von einem norwegischen Reeder betrieben und es gab opulente Büfetts) entartete die Zyste (Gewichtszunahme ist immer eine schlechte Prognose).

Inzwischen war die Patientin bei einem angesehenen Frauenarzt in Behandlung, der eine Probe nahm und einschickte. Das Ergebnis hieß „gutartig", aber der Knoten musste ja heraus.

Die Einweisung in ein Krankenhaus ermöglichte eine Biopsie und dann einen Schnellschnitt. Es wurden Plattenepithelkarzinom-Zellen entdeckt. Diese Karzinomart gibt es normalerweise nur ganz, ganz selten in der Brust. Das war auch der Grund, weshalb die erste Untersuchung „gutartig" hieß, da es sich um kein hormoninduziertes Karzinom handelte.

Das war im Mai 1996.

Die Brust wurde entfernt und mit Bauchraumgewebe wieder aufgebaut. Später wurde noch einmal ein befallener Lymphknoten entfernt.

Erst danach fanden Bestrahlungen statt, da die Patientin sich auch aufgrund meiner Beratung nicht zu einer Chemotherapie entschließen konnte.

Die Patientin ernährte sich jetzt zu 90 % basisch, trank selten Kaffee und hat sich nach der OP abpuffern lassen.

In letzter Zeit hat sie sich nicht mehr abpuffern lassen. Doch die Blutwerte sind alle im Normalbereich. Die Ultraschalluntersuchung im Mai 2012 hat keine Auffälligkeiten ergeben. Die Frau lebt im Jahr 2013 bereits 17 Jahre nach der Krebsoperation.

Dies sind zwar nur zwei Fälle, in denen die Überlebenszeit nach einer Krebsoperation länger als gewöhnlich ist, doch es wäre an der Zeit, dass die Schulmedizin Feldversuche machen würde, Krebskranke durch Basenflut zu heilen oder die Lebenserwartung zu verlängern.

Auf alle Fälle würden die negativen Auswirkungen wie Übelkeit und Krankheitsgefühl – wie sie bei einer Chemotherapie (Azidose?) auftreten – vermieden werden.

Ich halte die Chemotherapie auch für ansäuernd, da es zu einem Zellzerfall kommt.

Und Krebs entsteht doch im sauren Milieu.

Basen schützen vor Zeckenstich

Borreliose ist die häufigste durch Zecken übertragenKrankheit. Ein Post-Lyme-Disease-Syndrom (PLDS) kann sich ausbilden.

2009 sind in Deutschland 800.000 Menschen neu an der Borreliose erkrankt, woraus sich etwa 10 % Spätborreliose-Fälle ergeben.

Der Gemeine Holzbock findet in Deutschland ganzjährig das notwendige feuchte Klima, das er abseits des Wirtes zum Leben benötigt.

Sucht die Zecke einen Wirt, so sitzt sie an den Spitzen von z. B. Gräsern. Über chemische Reize oder auch Erschütterungsreize erkennt sie ihn und krallt sich an ihm fest. Zecken lassen sich nicht auf einen Wirt fallen!

Bevorzugt befallen werden Menschen mit saurem Schweiß, die ihren Körper z. B. durch fleisch- und zuckerhaltige Nahrung übersäuert haben.

Das heißt, dass sich Menschen vor Zeckenstichen schützen können, wenn sie basisch sind – durch die **Basenspritze** und zusätzliche basische Ernährung (Obst und Gemüse).

Als Vorbeugung kann man sich außerdem mit Zecken-Stopp oder ätherischen Ölen einreiben.

Schon die Essäer ernährten sich basisch

Selbst die Essäer erkannten, wie wichtig eine basische Ernährung ist. (Die Essener oder Essäer waren eine vermutete religiöse Gruppe im antiken Judentum vor der Zerstörung des Jerusalemer Tempels im Jahr 70 n. Chr.)

Antiken Autoren zufolge lebten sie nach strengen, zum Teil asketischen Lebensregeln. Sie keimten die Körner vor, trockneten sie, vermahlten die gekeimten Körner zu Mehl und verbuken dieses basische Mehl. Sie wussten, dass das Korn durch das Keimen basisch wird.

Dr. Evers, der für die Therapie von Multipler Sklerose bekannt ist, empfahl seinen Patienten basische Kost: Salate mit gekeimten Körnern.

Dr. Brucker – auch Zuckerbrucker genannt – verteufelte den Zucker als Darmgift und Calciumräuber.

Ich empfehle Stevia, einen rein pflanzlichen Süßstoff.

Es ist ja kaum zu glauben, wie schnell nützliche und natürliche Ernährungsweisen in Vergessenheit geraten und man modernem, mit großzügiger Werbung angepriesenem Fast Food nachrennt!

Hauptsache schnell und bequem satt, ist die Devise, etwas, das aus den USA übernommen wurde. Jetzt klagt man, die Amerikaner seien fast alle zu dick – kein Wunder beim Hamburgeressen.

Die Ungarn haben auf alle Dickmacher (Kohlenhydrate) eine Preiserhöhung vorgenommen. Hier sieht man, dass eine Regierung auf falsche Ernährung reagieren kann.

Sekretion des Magens

Warum es die Selbstverdauung des Magens im Ruhestadium nicht gibt:

Die Frage nach dem Schutze des Magens gegen Selbstverdauung unter der Einwirkung von Salzsäure und Pepsin hat die Forschung aus praktischen medizinischen Gründen immer wieder beschäftigt.

Es ist bekannt, dass unter der Einwirkung des Magensaftes schon wenige Stunden nach dem Tode eine Selbstverdauung der Magenwände beginnt.

Nur die lebende Schleimhaut ist widerstandsfähig gegen die verdauende Wirkung.

Der Magensaft besteht aus organischen und anorganischen Fermenten. Unter den organischen sind Pepsin und Kathepsin aus den Hauptzellen und unter den anorganischen die Salzsäure aus den Belegzellen die wichtigsten.

Es kann ein pH-Wert von 1 – 2 erreicht werden.

Es zeigte sich, dass der gesunde Magen stets eine minimale Ruhesekretion aufweist. Das Sekret ist aber frei von Salzsäure und Pepsin. Es zeigt im Gegenteil neutralen bis alkalischen Charakter und besteht vorwiegend aus Schleim.

Beim kranken Magen (saures Sekret) kann dieser Mechanismus gestört sein.

Wenn die Schleimhäute des Magens genügend mit Schleim als Schutzschicht abgedeckt werden, kann es nicht zur Gastritis (Magenschleimhautentzündung) und schon gar nicht zum Ulcus ventriculi (Magengeschwür, eigentlich müsste es Magenloch heißen) führen.

Ein Ulcus kann zu Blutungen und bei zu spätem Eingriff zum Verbluten, d. h. zum Tod führen.

Hier erkennen Sie, wie aggressiv Säure ist. Sie gehört auch nicht ins Bindegewebe oder in die Muskulatur, sondern zur Ausscheidung.

Der Beweis der Basenflut: Die Basen halten den lebenden Menschen gesund. Erst der übersäuerte Mensch wird krank und im Tod wird der Magen durch Säure zerstört, denn nun kann der Organismus keine Basen mehr produzieren.

Jesus und der Essigschwamm

Auch das gehört in dieses Buch, in dem es um Säuren und Basen geht. Im Konfirmandenunterricht wurde uns das Leiden Christi durch den Landessuperintendenten Brandt nahegebracht:

- Jesus hing am Kreuz und sagte: „Mich dürstet!"
- Daraufhin reichte ihm ein Soldat an einer Lanze einen Schwamm
- hoch, den er vorher mit Essig getränkt hatte.

Weiter hieß es: Dann fiel sein Kopf zur Seite und Jesus war tot.

Als Junge habe ich gedacht: So ein hinterhältiger Schuft, da gibt er Jesus Essig statt Wasser zu trinken!

Heute ist es für mich eine humane Tat. Der Soldat wusste, wenn er Jesus Essig gibt, stirbt er schnell und muss nicht mehr so lange leiden.

Damals wusste man, dass Sterbende höchst angesäuert sind und eine zusätzliche Gabe von Essig (pH-Wert 4 – 5) als Säure zum schnellen Tod führt.

Heute hat man das alles vergessen. Man geht in den Discounter, findet eine Riesenauswahl an abgepackten Waren und kauft oft ohne Überlegung die schönen Verpackungen, die alles versprechen.

Der Zivilisationsmensch denkt nicht darüber nach, dass es basische Lebensmittel, und zwar Obst und Gemüse sein sollen, die die Gesundheit erhalten. Uns ist die Naturverbundenheit abhanden gekommen.

Wir vergiften und vermüllen (sogar mit Atommüll) unsere Umwelt, ohne jede Rücksicht auf unsere Nachkommen.

Zurück zur Natur, zurück zu den Basen, zurück zur Gesundheit!

Es gibt ja immer noch die Möglichkeit – wenn es versäumt wurde – durch die Abpufferung der Säuren über die Vene, die Basen im Körper zurückzuerhalten.

Es ging um Leben und Tod

Nun zu mir.

Als meine Mutter mit mir schwanger war, bekam sie eine Lungen- und Rippenfellentzündung. Der Arzt hatte meinen Vater schon darauf vorbereitet, dass es Mutter und Kind das Leben kosten könnte. Wenn einer durchkäme, wäre es schon ein Wunder, wenn beide es schaffen würden, käme es einem ganz großen Wunder gleich, aber damit könne man nicht rechnen.

Penicillin gab es 1925 noch nicht, allenfalls Bronchialtee.

Als nun der Tag der Geburt kam und meine Mutter zu schwach war zum Pressen, versuchte sie es stehend, sich am Bettpfosten festklammernd. Doch sie war zu schwach und so entschloss sich Dr. Jahrmann sen. – ein sehr guter und kriegserfahrener Arzt – eine Zangengeburt vorzunehmen.

Er hatte die Zange so gut angesetzt, dass die Spitze an der Stirn lag und der breite Löffel am Hinterkopf. So gab es nur eine kleine Narbe an der Stirn und eine lange breite Narbe am Hinterkopf und die wurde ja von den Kopfhaaren bedeckt.

Nun lebten wir ja erst einmal beide. Ich soll sofort schön laut gekräht haben und die Prognose für mich war besser als für meine Mutter, die nach wie vor die Lungen- und Rippenfellentzündung hatte. Aus diesem Grund und wegen der Schwäche hatte sie zu wenig Milch.

Da machte der Arzt den Vorschlag, mir Ziegenmilch zu geben, denn meine Großmutter, die im gleichen Hause wohnte, hielt Ziegen.

Meine Mutter war bei der schweren Krankheit bettlägerig und deshalb kam die Gemeindeschwester, um mich morgens zu baden.

Schwester Marie machte das sehr gut, denn ich bekam anschließend Kneipp, d. h. eine anständige Ladung kaltes Wasser über den Körper, um die Abwehrkraft zu stärken. Ich soll jedes Mal vor Schreck die Luft angehalten haben. Einmal hätte ich ihr in den Ausschnitt gepinkelt, ob aus Dankbarkeit oder Ärger, das lässt sich heute nicht mehr sagen. Doch Schwester Marie habe herzlich gelacht.

Ich habe mich dank der Ziegenmilch und der Kneippkur prächtig entwickelt und meine Mutter erholte sich auch nach und nach.

Die erste Erinnerung habe ich an Folgendes:

Ich stehe in meinem Kinderwagen im Garten unter einem Apfelbaum, der in voller Blüte steht, und staune über diese weiß-rosa Blütenpracht.

Es ist selbstverständlich, dass ich die Krankheit meiner Mutter im Mutterleib auch durchgemacht habe. Dass ich nicht verschont geblieben bin, zeigt eine in der Iris quer über den Bronchiensektor gezogene Transversale, ein Zeichen dafür, dass ich die Entzündung mit der anschließenden Verklebung mit durchgemacht habe. Meine Mutter hatte die Verklebung so stark, dass eine Brustseite eingefallen war. Diese Schiefe glich sie mit einem Taschentuch im Büstenhalter aus.

Wickel- und Schwitzkur gegen Erkältungskrankheiten

Gut, dass ich nie das Rauchen angefangen habe. Ich sah keinen Sinn darin, Qualm zu inhalieren, der auch noch auf der Zunge brannte. Beim Laufen war ich durch die im Mutterleib durchgemachte Krankheit ohnehin immer etwas kurzatmig.

Im Winter musste ich stets husten, wenn ich von draußen aus der Kälte in die warme Stube kam. Auf dem Herd stand dann ständig ein Topf mit einer Mischung aus Kandis und Zwiebeln. Davon bekam ich einen Teelöffel voll in den Mund geschoben. Es schmeckte abscheulich und wenn der erste Löffel Saft keine Wirkung tat, musste ich einen zweiten nehmen.

Bei Erkältungskrankheiten, die ich natürlich auch oft bekam, wurde ich zu Schwitzbädern verdonnert. Das ging folgendermaßen vor sich: Zunächst gab es zwei Becher heißen Fliedertee. Danach wurde ich in zwei Bettlaken eingewickelt, darüber kam eine Wolldecke und darüber noch das Federbett. Es guckte nur noch die Nase aus dem Federbett hervor.

Ich war eingewickelt wie eine Mumie und am schlimmsten fand ich es, dass die Arme nicht über dem Bett liegen durften. Mir war, als würde ich ersticken. Und dann wurden noch die heißen Bügeleisen und Wärmekruken unter das Bett geschoben. Heizkissen gab es damals noch nicht.

Es dauerte nicht lange, dann floss der Schweiß in Strömen. Nach etwa einer Stunde war das Fieber herunter und ich wurde ausgewickelt, abgewaschen und abgetrocknet – endlich, herrlich, und das Fieber war weg, ich hatte normale Temperatur.

Wie oft habe ich meinen Patienten vorgeschlagen, künstliches Fieber herbeizuführen. Alle hatten Angst – bis auf wenige Fälle. Die meisten haben es abgelehnt, dabei ist es keine Tortur wie bei der Schwitzkur.

Die Ernährung bei Tante Anna

Der Fall des Herrn D. (Kaffee und Rotwein mit Ei) erinnert mich an meine Jugend. Als 12-Jähriger war ich recht schlank und meine Mutter meinte, da müsse mehr drauf. Also sollte ich in den Ferien für sechs Wochen auf eine Luftveränderung zu meiner Tante nach Hannover gehen.

Dort angekommen, sagte diese: „Hier in der Nähe ist ein Café, da gibt es Kuchen vom Vortag für die Hälfte des Geldes. Da geh mal hin." Als Junge war ich damit natürlich sehr einverstanden, denn welches Kind isst nicht gerne Süßes?

Im Übrigen kann ich mich daran erinnern, dass meine Tante für mich Spiegeleier mit Brot zubereitete. Ich wüsste nicht, dass ich dort einmal frische Kost bekommen habe, obwohl Sommer war.

Zu Hause gab es im Sommer immer frische Salate (Kopf-, Bohnen- und Gurkensalat), meist sogar aus dem Garten, also eine recht gesunde Ernährungsweise, und jetzt bekam ich Spiegelei mit Brot.

Meine Tante fragte dann, ob es mir schmecke und ob ich das haben möchte. Und da es für mich etwas Neues war, sagte ich natürlich ja. Ich habe es gegessen und kann mich heute nicht daran erinnern, dort etwas anderes bekommen zu haben als Kuchen, Eier und Brot.

Wenn meine Tante Anna auch nichts für meine richtige Ernährung getan hat, so nahm sie sich aber alle paar Tage nachmittags, wenn sie von ihrer Arbeit bei der Bahlsen-Keksfabrik zurückkam, Zeit, um der Kultur zu frönen.

So besuchten wir das Schloss von König Georg und Königin Sophie. Die Räume waren sehr schlicht gehalten; eine Hütte gegen die glanzvolle Residenz Würzburg, die ein Bischof bewohnte. Im Gedächtnis blieb mir die dicke Bibel, die sich beim Aufklappen als königliche Toilette entpuppte, und alle Besucher lachten. Ferner war der Fuhrpark mit den Kutschen für mich als Junge interessant.

Tage später war der Palmengarten, der sich in der Nähe des Schlosses befand, zur Besichtigung dran. Die bis zur Hallendecke reichenden Palmen und die Blüten der Bodendecker faszinierten die Betrachter.

Da die Fontäne nur an den Wochenenden eingeschaltet wurde, besuchten wir den Schlossgarten Herrenhausen an einem Samstag oder Sonntag. Die Fontäne schoss

75 Meter gen Himmel. Toll, das hatte ich noch nie gesehen. Die Marmorbüste der Königin Sophie stand zwischen Myrtenhecken und Blumen.

An einem anderen Tag fuhren wir mit der Straßenbahn in die Eilenriede, ein Wald- und Erholungsgebiet, in dem auch Radrennen stattfanden.

Dann ging es zum Maschsee.

Tage darauf waren wir im Zoo. Es war mein erster Zoobesuch – in Osnabrück gab es zu meiner Jugendzeit nur einen kleinen Tiergarten. Neben der Besichtigung der vielen wilden Tiere aus Afrika kam ich auch zu meinem ersten Elefantenritt. Auf dem Elefanten waren links und rechts je zwei Bänke angegurtet. Darauf hatten auf jeder Seite drei Kinder Platz. Und da sah ich auch den ersten farbigen Menschen: Der Afrikaner saß hinter den Ohren des Elefanten und dirigierte diesen durch den Zoo.

Einen Tierpark hatte Hannover noch zusätzlich. Der Park bestand aus Wiesen und Bäumen, in dem Damhirsche in großer Zahl ästen.

Ein Café gab es in diesem Park auch – also wieder Kuchen! Tante Anna hatte trockene Brötchen mitgebracht. Ein paar zutrauliche Damhirsche kamen an den Tisch und ließen sich füttern.

Als ich nach sechs Wochen nach Hause kam, hatte ich ein aufgedunsenes Gesicht und der Körper war dick geworden. Die Nachbarin sagte zu meiner Mutter, als sie mich sah: „Ja, Frau Günther, da kann man ja mal sehen, dass Ihr Sohn nie richtig satt zu essen gekriegt hat."

Das war natürlich etwas für meine Mutter. Sie war stinksauer.

Diese falsche Ernährungsweise hat auch dazu geführt, daran kann ich mich noch erinnern, dass seitdem die schulischen Leistungen wesentlich schlechter wurden. Die Konzentration war nicht mehr da. Oft war ich müde, erschöpft. Das sind nun einmal die Auswirkungen einer Ansäuerung und einer Gewichtszunahme.

Erst später – als ich mit einem Arzt für Naturheilkunde in Berührung kam – hat der mir gesagt, ich solle mehr Salat essen, und das habe ich dann auch getan. Und es brachte eine leichte Verbesserung meines Befindens.

Als ich dann zur Heilpraktikerschule ging, wusste ich, worauf es ankam: die Organe zu aktivieren und basisch zu leben. Das habe ich eingehalten, und so konnte ich den schulischen Stress auch aushalten und kam gut zurecht.

Heute lebe ich überwiegend basisch, nicht ganz, denn das ist schwierig. Wenn man Fleisch gewöhnt ist, isst man schon mal gelegentlich Fleisch, aber meist nur im Restaurant. Im Übrigen nehme ich neben Basenmitteln, die ich noch später benennen werde, auch die Abpufferung bei mir vor.

Krieg und Internierung

Ich konnte mir die französischen und englischen Vokabeln nicht merken und so ging ich von der Schule ab. Mein Vater besorgte mir eine Lehrstelle als technischer Zeichner bei Klöckner.

Ich musste erst eine praktische Lehre absolvieren. Der Obermeister mochte mich und ich sollte ihm beim Aufräumen seiner schriftlichen Arbeiten helfen. Dann sagte er: „Günther, das Leben ist Kampf!" Er selbst hatte eines Tages – nachdem seine Frau gestorben war – ausgekämpft. Er nahm sich das Leben.

Nach zwei Jahren kam ich zum technischen Büro. Ich musste das Fundament für die erste Schrottpresse zeichnen. Danach eine Pumpstation, die das Wasser aus den Kasinoteichen zum Kraftwerk und zu den Kühltürmen pumpte.

Inzwischen besuchte ich die Techniker Abendschule. Nach Dienstschluss um 18.00 Uhr schwang ich mich auf mein Fahrrad und fuhr dreimal wöchentlich zur Weiterbildung nach Osnabrück.

Neues wurde nicht mehr in Angriff genommen und so sollte ich eine alte Zeichnung des Martinwerkes erneuern.

Man beschäftigte mich weiter und bewahrte mich vor dem Wehrdienst und der Front, solange es ging.

Der Berufsschuldirektor schickte mich übrigens zur Adolf-Hitler-Kaderschule. Die Prüfung habe ich aber nicht bestanden – zum Glück, denn sonst wäre ich von dort aus zwangsläufig zur Waffen-SS gekommen.

Da meine Eltern mit den Nazis nichts im Sinn hatten und die Judenverfolgung insgeheim kritisierten, wäre es die Katastrophe geworden. Ich wurde dann als Letzter meines Jahrgangs zum Reichsarbeitsdienst eingezogen.

Der Obertruppführer mochte mich wohl. Er nahm mich auch mit zum Ausmessen des Flugplatzes.

Ich wurde zum Vormann und Obervormann befördert.

Wenn man sich verpflichtete, konnte man Untertruppführer werden, das heißt, dass man dann ein halbes Jahr später zum Wehrdienst eingezogen wurde.

Als ich das mit meinem Vater besprach, meinte er: „Willst du denn beim Reichsarbeitsdienst dein Leben fristen?"

Ich fragte ihn: „Glaubst du denn noch, dass wir den Krieg gewinnen? Du hast doch – als Amerika in den Krieg eintrat – selbst gesagt: ‚Jetzt ist für Deutschland der Krieg verloren.' – Und wenn nicht, dann bilden die mich kostenlos zum Ingenieur aus."

Nach dem einjährigen Arbeitsdienst, das schon vom Krieg abging, wurde ich zum Militärdienst eingezogen. Ich kam zu einer zbV-Kompanie. (zur besonderen Verwendung, Offizierslaufbahn) Nach schriftlicher und mündlicher Prüfung wurde ich als Reserveoffizier-Bewerber eingestuft. Das heißt, wieder ein halbes Jahr gute Ausbildung, während andere Soldaten nach vier Wochen Ausbildung als Kanonenfutter – so bezeichneten wir es – zur Front abgestellt wurden.

Nach Ablauf der Ausbildung kamen wir zur Frontbewährung nach Nijmegen/Arnhem, wo die gegnerischen Fallschirmjäger gelandet waren. Jetzt wurde es ernst, Nahrung kam selten bis zur Front und es gab Tote und Verwundete. Es gab ein Massengrab hinter der Front.

Nun sehnten wir den letzten Tag herbei (Frontbewährung war auf ein halbes Jahr befristet). Und wir wurden tatsächlich von der Front abgezogen, um zur Kriegsschule zu kommen.

Später wurden wir noch einmal in der Lüneburger Heide eingesetzt. Die Engländer schickten einen Parlamentär mit weißer Fahne zum Bataillonsstab, der sollte um eine Kapitulation nachsuchen. Diese wurde trotz aussichtsloser Lage abgelehnt.

Ausgerechnet mein Zug nahm die Gelegenheit der Waffenruhe wahr und lief über. Eigentlich ein Glück, denn jetzt sprangen die Engländer in die Bresche und riefen: „Kamerad komm, Kamerad komm!" Die Kompanie nahm Reißaus und sammelte sich etwa zwei Kilometer weiter im Hinterland. Ein glücklicher Umstand, denn sonst hätte es noch in den letzten Kriegstagen viele Tote gegeben.

Bis zum Kriegsende am 8. Mai 1945 gab es nur noch Rückzug ohne Gefechte. Mit dem Kriegsende wurden wir interniert, das heißt keine Gefangenschaft, sondern unter deutscher militärischer Hoheit im Raum Stade festgehalten.

Die Ernährung sah wie folgt aus: ein Tag Sauerkraut mit Kartoffeln, am nächsten Tag Hering mit Kartoffeln. Dann wieder Sauerkraut, Hering, Sauerkraut – und das über Monate.

Das Sauerkraut war mit Essig haltbar gemacht und der Hering in Essig eingelegt. Die Folge war eine Ansäuerung höchsten Grades. Ich bekam starken Durchfall und fühlte mich nicht wohl.

Ich war froh, als die in der Landwirtschaft tätigen Soldaten und bald danach die Soldaten, die in der Schwerindustrie tätig waren (zu denen auch ich gehörte), entlassen wurden.

Die Kriegsfolgen machten sich bei mir mit Colitis und blutenden Hämorrhoiden und Schlafstörungen bemerkbar.

Später ging ich deshalb ins Krankenhaus. Durch Schonkost und Bettruhe besserte sich das Befinden etwas.

Mein Entschluss, die Heilpraktiker-Fachschule zu besuchen

Psychologische Betreuung – wie es heute bei Soldaten, die aus Afghanistan zurückkommen, üblich ist – gab es nicht. Damals galt nur: Arm oder Bein ab oder blind – wird als Kriegsfolge anerkannt.

Die Hämorrhoiden habe ich nicht operieren lassen, da damals dabei oft der Schließmuskel beschädigt wurde. Erst als die Schulmedizin einen Schritt weiter war und Hämorrhoiden verödet wurden, bin ich nach Bad Oeynhausen zur Behandlung gegangen.

Zuerst ließ ich die linke blutende Hämorrhoide veröden. Von der Behandlung der rechten habe ich dann aber doch abgesehen, da sie nur dick wurde und nicht blutete.

Diese Hämorrhoide wurde ein Gradmesser meiner Lebensweise; sie sagte: Vorsicht, ernähre dich gesund! Wenn ich Falsches oder stark Gewürztes gegessen hatte, wurde sie dick. Also stellte ich meine Ernährung um und aß richtiger, also gesünder.

Zum Abklingen der Beschwerden nahm ich Aescorin forte, Carduus Marianus Similiaplex und Quassia Spl.

Die richtige Ernährung und diese Behandlung brachten den Erfolg, sodass ich um eine weitere Verödung herumkam.

Als ich im Technischen Büro von Klöckner wegen einer Einstellung nachfragte, erhielt ich einen abschlägigen Bescheid. Hingegen wollte man mich im Betrieb als Techniker zum Aufbau des Reserveteillagers einstellen. Dort blieb ich 16 Jahre.

Dann gab es einen Chefwechsel und zu den bereits verschlechterten Arbeitsbedingungen – von sozialer Marktwirtschaft war nichts mehr zu spüren – kam es hierdurch zum Mobbing. Das war für mich ein Grund zur Kündigung.

Ich baute eine Vertriebsgesellschaft mit Handelsvertretern auf. Den Umsatz förderte ich durch Prämien. Das brachte hohe Umsätze und für mich großen Gewinn.

Daran sollten sich jetzt und heute Arbeitgeber und Manager ein Beispiel nehmen, denn die Gewinne werden durch die Angestellten und Arbeiter erwirtschaftet. Ohne sie wären sie arme Leute! Sorgt für ein gutes Arbeitsklima!

Eines Tages sagte mir ein Mitarbeiter, er wolle kündigen, denn er wolle zur Heilpraktiker-Fachschule.

Ich war selbst schon lange daran interessiert Heilpraktiker zu werden, denn ich hatte aufgrund von Erschöpfung (Azidose) schon den einen oder anderen Heilpraktiker aufgesucht. Auch meine Eltern gingen zum Heilpraktiker, wenn es bei der Schulmedizin keine Hilfe gab.

Jetzt wusste ich wie man Heilpraktiker wird – über eine Schule. Mein Entschluss stand fest: Ich werde dieses Risiko eingehen.

Mit 50 Jahren drückte ich noch einmal die Schulbank. Es war nicht einfach, zumal der Stoff nicht in Semestern, sondern in Trimestern gebüffelt werden musste. Aber eines Tages hatte ich es geschafft – wie zu Anfang dieses Buches beschrieben.

Obwohl ich bald eine gut besuchte Praxis hatte, war als Einzelperson nicht das zu verdienen, was mir die Vertreter der Handelsorganisation eingebracht hatten. Aber die Zufriedenheit, Menschen helfen zu können, überwog.

Arzt ist nicht gleich Arzt

Klinische Untersuchungen lasse ich bei Ärzten vornehmen. Vier Hausärzte habe ich inzwischen überlebt. Der fünfte Hausarzt befindet sich im Ruhestand, ist auch ein prima Kerl. Als er merkte, dass ich mit seinem Nachfolger nicht zurechtkam, machte er mir den Vorschlag: „Gehen Sie doch zu dem jungen Arzt, der seine Praxis neu eröffnet hat."

Ein guter Vorschlag, zu dem Arzt kann man Vertrauen haben: er ist nett, gründlich und einfühlsam. Er nimmt bei mir EKG und Lungenfunktionsprüfung vor. Meine Blutuntersuchungen und Ultraschall lasse ich in der Nephrologie durchführen. Zu dieser Ärztin kann man auch Vertrauen haben. Sie ist super gründlich, freundlich und es ist auch ein Volltreffer!

Zum Hautarzt muss ich, da ich aufgrund der Sonnenbäder in der Jugend mit Sonnenbränden und später mit Sonnenkontakt in den Tropen, Basaliome (weißen Hautkrebs) bekommen habe.

Die gute Empfehlung zu diesem Hautarzt bekam ich von der Nephrologin. Mit diesem Hautarzt bin ich auch sehr zufrieden. Zuerst hatte ich eine Hautverpflanzung und später bekam ich eine Creme: Aldara TM 5 % Crema. Diese Creme stärkt die Widerstandskraft der Haut.

Also endlich einmal eine kausale und keine symptomatische Behandlung wie es in der Schulmedizin meist üblich ist.

Ich brachte dem Hautarzt auch meine volle Freude und Bewunderung über eine Therapie der Schulmedizin, die die Widerstandskraft der Haut stärkt, zum Ausdruck.

Ich hatte auch einen gründlichen und lieben Augenarzt. Bei jedem Besuch führte er folgende Untersuchungen durch: Sehstärke, Gesichtsfeld, Augeninnendruck, Augenhintergrund.

Er hatte keine supermodernen Geräte. Der Augeninnendruck wurde mechanisch (mit einem kleinen Kolben) gemessen und das Gesichtsfeld, indem er eine Kelle an die Wand hielt und diese jeweils nach oben, unten, links und rechts verschob.

Aus Altersgründen hatte er dann keine Pflichtversicherten mehr. Ich war aber nicht privat versichert. Trotzdem sagte er mir, ich könne weiterhin zu ihm kommen. Das habe ich auch ein paar Mal getan.

Als ich dann bei meinem Optiker war, kam es zu dem Gespräch, dass der liebe Augenarzt meine Behandlungen unentgeltlich durchführte, ich es ihm aber kaum noch zumuten mochte. Daraufhin bekam ich den Rat, zu dem Augenarzt, der in der Nähe meiner damaligen Praxis neu eröffnet hatte, zu gehen.

Das habe ich dann beherzigt. Die ersten Male hat er gründlich den Augeninnendruck gemessen, danach nicht mehr. Als ich ihn eines Tages aufforderte, auch den Augeninnendruck zu messen, war dieser zu hoch und er geriet in Panik. Außer Tropfen verschrieb er noch Tabletten, die mich körperlich sehr krank machten. Ich konnte kaum noch gehen und bekam schlecht Luft; ich fühlte mich richtig elend. Hinzu kam, dass ich einen Urlaub gebucht hatte, an dem ich jedoch keine Freude hatte.

Zurück in Osnabrück, ging ich sofort wieder zu diesem Augenarzt. Trotz der Tortur war keine Veränderung messbar.

Ich wechselte den Augenarzt und bekam andere Augentropfen verordnet, die nicht halfen. Dann verschrieb der Arzt noch weitere, sodass ich drei- bis viermal täglich verschiedene Augentropfen benutzte. Der Augeninnendruck blieb hoch und das Auge entzündete sich.

Da suchte ich eine Augenklinik auf, um durch Lasern eine Besserung zu erfahren.

Der Augenarzt gab mir zwei Injektionen an den Augennerv, legte die Spritze weg und begann sofort zu lasern. Es waren wahnsinnige Schmerzen und das Auge entzündete sich noch mehr – es war so geschwollen, dass es fast zu war.

Als ich mich danach bei dem Arzt vorstellte, warf ich ihm erst einmal vor, dass er die Wirkung der Betäubung nicht abgewartet hatte. Er sagte mir: „Das Medikament wirkt sofort!"

Mit dem geschwollenen Auge war sein Latein am Ende und er gab mir eine Überweisung an einen Professor in einer anderen Klinik.

Da war ich wieder in guten Händen. Die Ärzte hatten Ahnung. Die Behandlungen waren gründlich und vorzüglich hilfreich. Ich bekam die Augentropfen Cosopt, die ich gut vertrug und auch heute noch nehme. Warum haben mir die anderen Augenärzte nicht Cosopt verordnet?

Da die Klinik keine ambulanten Behandlungen durchführt, musste ich mir einen versierten Augenarzt suchen, und den habe ich jetzt endlich gefunden. Er ist patent und gründlich.

Er sagte mir ganz offen, dass das linke Auge verpfuscht ist und wir alle Aufmerksamkeit auf das rechte Auge richten müssen. Falls ich irgendeine Veränderung am rechten Auge bemerke, solle ich sofort kommen. Einmal im Quartal gehe ich zur Überprüfung und zur Messung des Augeninnendrucks. Der Druck der beiden Augen liegt jetzt bei 15 bzw. 16, also im Normalbereich.

So habe ich nach langer Odyssee auch noch einen hervorragenden Augenarzt gefunden.

Man muss also den Mut haben, einen Therapeuten zu wechseln. Das gilt nicht nur für die Schulmedizin, sondern auch für die Naturheilkunde.

Kein Patient sollte meinen, er bekäme eine Pille oder eine Spritze, die ihn ewig jung und gesund erhält. Wunder gibt es nicht!

Saure Nahrung macht krank

Selbst das Abpuffern der Säuren durch Infusionen hält nicht ewig an, aber es ist eine Kausaltherapie. Wenn der Patient nicht dagegen arbeitet, indem er tagein, tagaus Säure bildende Nahrungsmittel in sich hineinstopft, sondern

- Basen bildende Nahrungsmittel zu sich nimmt (eventuell außerdem basische Nahrungsergänzungsmittel) und
- sich abpuffern lässt (damit es zur Basenflut kommt),
- dann ist es ein Weg zur Gesundung und zu langem Leben!

Bei gesundheitsbewussten Menschen liegt die fleischlose Küche heute eindeutig im Trend, und dabei geht es nicht um Askese (Verzicht), sondern um Gesundheit und Genuss.

Die vegetarische Ernährungsform ist eine wirkungsvolle gesundheitsprophylaktische Maßnahme. Ist man aber bereits krank, so kommt nur basische Kost infrage. Basisch sind Obst und Gemüse, besonders wirksam als Rohkost.

Eiweiß wie es in Fleisch und Fisch vorkommt sowie Backwaren (Nudeln, Reis und Brot) säuern an. Auch folgende Getränke säuern an: Kaffee, schwarzer Tee, kohlensäurehaltige Getränke wie Bier, Wein und Sekt (die ca. 5 % Säure haben), kohlensäurehaltige Wasser und Essig.

Bei einer Übersäuerung, d. h. Krankheit, nützt keine biologische Ernährung oder Vollwertkost (z. B. aus Bio-Fleisch, Bio-Käse, Bio-Nudeln, Bio-Brot oder Bio-Wein). Dieses Essen säuert an, denn auch Bio-Wein etwa hat eine Säure von 5 %.

Wenn schon Bio, dann sind Bio-Obst und Bio-Gemüse zu empfehlen. Besonders Rote Beete sollte man nur im Bio-Laden kaufen, da Rote Beete im konservativen Landbau zu viel Nitrat aufnehmen. Und man weiß ja, Nitrat ist schädlich und kann zu Krebs führen.

Wenn Sie mehr über basische Ernährung wissen wollen, empfehle ich Ihnen das Buch

„Saure Nahrung macht krank. Der pH-Wert ist entscheidend. Eine Rückbesinnung auf die natürliche Ernährung" von Fred W. Koch aus dem Frech Verlag Stuttgart.

Allerdings darf man nicht außer Acht lassen, dass bei Vegetariern und auch bei basischer Kost ein Zinkmangel eintreten kann (Zink ist hauptsächlich in Innereien vorhanden).

Man sollte also – besonderes bei Diabetikern – substituieren:

- Zink Verla 10 mg
- Zinkit 20 (20 mg)
- Unizink 50 (10 mg)

Heilende Hitze – Verstärkte Wirkung der Heilmittel durch Abpuffern der Säuren

Fiebrige Infektionen töten Krebszellen. Darin könnte die Ursache für Spontanheilungen liegen.

Immer wieder kommt es vor, dass der Krebs bei Patienten plötzlich verschwindet, die als unheilbar galten. Die Gründe für solche Spontanremissionen liegen noch im Dunkeln.

Heinz-Uwe Hobohm, Bioinformatiker an der Fachhochschule Gießen, hat zahlreiche der über 1.000 in der Literatur aufgeführten Fallbeschreibungen verglichen und festgestellt, dass vielen ein fiebriger Infekt vorausging. Das Durchstehen diverser Infektionen im Laufe des Lebens scheint außerdem ein guter Schutz vor Krebs zu sein. Darüber hinaus steigert ein Infekt nach einer Krebsoperation offenbar den nachhaltigen Erfolg der OP.

Dieser „heilenden Hitze", so Hobohm, stehe die übliche Praxis gegenüber, Infektionen bei Krebspatienten mit Antibiotika zu unterdrücken.

Die Idee, fiebrige Infektionen gegen Krebs einzusetzen, ist allerdings nicht neu – und die Ergebnisse sind widersprüchlich. Bereits in den 1890er Jahren infizierte der amerikanische Chirurg William B. Coley bewusst Krebspatienten mit infektiösen Bakterienkulturen. Sie lösten alsbald heftiges Fieber aus und ließen in der Folge manche Tumoren (hauptsächlich bei Weichteilkrebs) rasch schrumpfen. Denn bestimmte von den Bakterien erzeugte Stoffe, sogenannte pathogen associated molecular patterns (PAMPs), stimulieren das angeborene Immunsystem. Fieber verstärkt diese Wirkung noch, weil Krebszellen weniger hitzebeständig sind als gesundes Gewebe.

Von den insgesamt 170 Patienten mit inoperablen Tumoren, die Coley behandelt hatte, kam es bei 64 % zu einem Rückgang der Geschwulst. Die Fünfjahres-Überlebensrate betrug 44 %. Eine Strahlentherapie hat bei aussichtslosen Fällen dagegen kaum Erfolg.

Ein Allheilmittel ist die Infektionsmethode dennoch nicht – auch unter Coleys Patienten gab es viele, bei denen die Therapie gar nicht anschlug. Und die Gabe einzelner PAMP-Moleküle als Wirkstoffe im klinischen Versuch hat bisher nur mäßigen Erfolg gebracht. Dies mag aber, wie Hobohm sagt, an falschen Therapieschemata liegen. Statt einzelne PAMPs kurzzeitig an regulär behandelten Patienten zu testen, müsse ein PAMP-Cocktail über längere Zeit jenen verabreicht werden, deren Immunabwehr nicht schon durch Chemo- und Strahlentherapie stark geschwächt ist.

Ein Allheilmittel könnte die Fiebertherapie zusammen mit der **Basenspritze** werden!

Wenn man Krebspatienten zusätzlich abpuffern würde, könnte man mit der Fiebertherapie sicherlich die Erfolgsquote wesentlich über 64 % steigern.

Durch die Verwendung von 100 ml Natriumhydrogencarbonat und Calcium würde man einen anaphylaktischen Schock vermeiden. Ich habe selbst bei Verwendung von fünf Ampullen Echinacin nach dem Abpuffern keinen anaphylaktischen Schock in meiner Praxis erlebt.

Bei einem Versuch bei einer bekannten Allergiepatientin wurde lediglich eine Urtikaria ausgelöst. Nach vorheriger Absprache mit ihr hatte ich nur die Hälfte Natriumhydrogencarbonat (zwei Ampullen) und Calcium (eine halbe Ampulle) und zusätzlich zwei Ampullen Echinacin injiziert. Hätte ich ihr das Echinacin ohne Abpuffern gegeben, hätte sie bestimmt einen anaphylaktischen Schock erlitten.

Ich verweise hier noch einmal auf die Erfahrungen in der Praxis, dass die Wirkung von homöopathischen Medikamenten durch Natriumhydrogencarbonat erfolgreich verstärkt wird. Diese Erfahrung hat mein Patient und Freund, ein Rettungsassistent, bestätigt. Er sagt: „Selbst wenn unsere starken Mittel nicht wirken, nach zusätzlicher Gabe von Natriumhydrogencarbonat kommt die gewünschte verstärkte Wirkung zum Tragen."

Auch Fette können krank machen

Bei einem in der Nähe wohnenden Landwirt, der frei laufende Hühner hatte, habe ich gelegentlich Eier eingekauft (zum Backen einer Erdbeer- oder Pfirsichtorte oder auch für den Tomatensalat zum Verfeinern mit Eierstücken). Eier sind allerdings nicht basisch!

Mit der Torte verwöhnt man die Besucher – die würden dumm gucken, wenn sie Salat vorgesetzt bekämen.

Als ich im Sommer auf dem Hof mit kurzer Hose einkaufen ging, sagte die Bauernfrau: „Was haben Sie schöne Beine!" Ich hatte keine Krampfadern, aber der Bauer und seine Frau hatten fingerdicke Krampfadern an den Beinen.

Der Mann hatte außer Diabetes auch hohen Blutdruck. Im Gespräch kam zutage, dass er täglich morgens ein Ei und besonders gern gebratene Ente aß. Er war auch Jäger und war früher zur Jagd gegangen. Jetzt könne er nur noch zehn Meter ums Haus herumlaufen.

Dann hatte sich die Frau auch wohl mit basischer Kost befasst und bot mir gebratenen Tofu an, der vor Fett triefte. Bei dem Anblick von so viel Fett wurde mir ganz übel und ich lehnte ab.

Wenn man ansäuert und auch noch so fettig isst, ist es kein Wunder, wenn man krank wird und fingerdicke Krampfadern hat.

Tipps aus der Praxis

Nun wollen Sie als Leser natürlich einige Tipps von mir hören, was man bei der einen oder anderen Krankheit für eine Behandlungsmöglichkeit hat.

Immer daran denken: Die **Basenspritze** potenziert die Wirkung der Heilmittel!

Hämorrhoiden

Das Salben am After bringt wenig ein, denn es handelt sich um einen Pfortaderstau. Und den behandelt man am besten mit täglich dreimal einer Kapsel Aescorin forte und dreimal 10 – 15 Tropfen Carduus Marianus Similiaplex. Bei Besserung kann man reduzieren auf zweimal oder später sogar auf einmal täglich.

Wichtig ist es natürlich, sich basisch zu ernähren.

Nächtliche Wadenkrämpfe

Kalium phosphoricum D 3 oder Magnesium D 3 helfen hervorragend. Allerdings muss man zunächst stoßartig eine größere Menge in kurzen Zeitabständen einnehmen.

Wenn man das am ersten Tag durchführt, hat man in der nächsten Nacht keine Beschwerden mehr.

Man muss dann aber diese kleinen Tabletten über einen längeren Zeitraum lutschen.

Leicht umgeknicktes Fußgelenk oder Handgelenkschmerzen

Kalium phosphoricum D 3-Tabletten helfen ganz besonders.

Auch hier sollte man zunächst eine Stoßtherapie durchführen und die Tabletten später nach Besserung reduzieren. Dann kann man auf eine Gelenkmanschette verzichten.

Schulter-Arm-Syndrom

Der Laie wird es nicht glauben, aber es ist tatsächlich so, dass ein Zusammenhang zwischen der Darmflora und dem Schulter-Arm-Syndrom besteht.

Ich habe es schon erlebt, dass ich bei Beschwerden, die nicht länger als eine Woche bestanden, die nicht stark waren und bei denen keine Einschränkungen des Armes oder Schulterblattes bestanden, nur mit Aufbesserung der Darmflora Erfolg hatte.

Das heißt, dass man bei einer sehr schmerzhaften Einschränkung des Armes und der Schulter natürlich auch andere Mittel einsetzen muss.

Es ist immer gut, die Säuren abzupuffern. Zusätzlich kann Procain oder Mistel verwendet werden, indem man es um das Gelenk herum spritzt. Genauso gut kann Cholincitrat Anwendung finden, was sich sehr gut zusätzlich bei dem Schulter-Arm-Syndrom bewährt hat. Früher gab es das wirkungsvollere Neurotrophan, leider ist es nicht mehr im Handel.

Knieschmerzen

Hier ist es oft so, dass nicht die Arthrose die Schmerzen verursacht, sondern das Bindegewebe, das um das Knie herum liegt.

Deshalb ist es auch wieder wichtig, die Säuren abzupuffern. Um das Knie herum kann man zusätzlich Viscum album D 3 oder Mistel von Weleda oder Plenosol injizieren. Diese Präparate mit Procain gemischt bringen noch bessere Erfolge, da Procain ein Alkaloid, das krampflösend wirkt, ist.

Rückenschmerzen

HWS-, BWS- und LWS-Syndrom lassen sich am besten durch Abpufferung der Säuren behandeln.

Meist ist schon bei der ersten Behandlung eine Beschwerdefreiheit möglich.

Sollte das nicht der Fall sein, kann man auch mit Procain nachhelfen, indem man die Schmerzstellen noch einmal besonders damit behandelt.

Bei sehr starken Schmerzen kann zusätzlich hilfreich sein:

- Doloteffin Ftab.
- Enzyme
- Teufelskralle 480 mg Ftab. Ratiopharm
- Harpagophytum Bioxera Kap. 400 mg D 4
- Bomarthros Tr. Hevert
- Keltican N Amp. anfangs, danach Keltican N Kap
- Parodontopathien, Gingivitis

Diese Krankheiten entstehen im sauren Milieu des Mundes. Dann können sich über 300 Bakterienarten im Mund ansiedeln, die sich im sauren pH-Wert geradezu tummeln und zu Entzündungen führen, ja sie weiten sich aus und gehen am Zahnhals entlang bis an die Zahnwurzel, bis der Zahn wackelt.

Hilfreich sind Spülungen mit in lauwarmem Wasser gelöstem Natriumhydrogencarbonat und zwar anfangs stündlich. Den Speichel im Mund sollten Sie messen, ob er basisch ist (ca. pH 7). Das Indikatorpapier muss sich lila verfärben.

Wenn die Schmerzen vorbei sind, sollten Sie die Spülungen täglich durchführen.

Falls Sie den bitteren Geschmack nicht mögen, können Sie hinterher mit Mundwasser gurgeln. Im basischen Milieu leben schädliche Bakterien nicht.

Halsschmerzen und Husten

Ein gutes Mittel sind Cystus 052 Infektblocker-Tabletten zum Lutschen. Für große Familien oder Haushalte mit minderem Einkommen bietet sich der Cystus-Tee an. Cystus wirkt nicht nur bei bakteriellem Befall, sondern auch gegen Viren!

Spitzwegerich-Hustensirup ist ein gutes Mittel gegen Husten. Selbst meine Boxerhündin, die beim Husten gegen hoch dosiertes Antibiotikum resistent war, wurde mit dem Hustensaft geheilt.

Ardeybronchol Lutschpastillen helfen gut bei Bronchitis und Erkältungskrankheiten.

Sauerstoff und Ausleiten

Das Abpuffern der Säuren mit der **Basenspritze** verdünnt das Blut und verbessert die Sauerstoffversorgung der Zellen.

OYO-Dragees und Abpuffern verbessern die Wirksamkeit von OYO für bessere Durchblutung und Sauerstoffversorgung des Herzens und des Gehirns.

Basen und Sauerstoff sind ein Lebenselixier.

Der Mensch kann mehrere Tage ohne Nahrung und einige Tage ohne Wasser auskommen, aber ohne Sauerstoff nur etwa vier Minuten bis zum Exitus.

Ein gutes Konstitutions- und Ausleitungsmittel ist, wenn es durch Abpuffern unterstützt wird: ds urtica concept dermal Tbl.

Mundgeruch

Viel wird gegen Mundgeruch angeboten. Ich empfehle Lebermittel, z. B. Presselin Hepaticum Leber-Galle-Tabletten (neuer Name: Presselin Paticum, das neue Mittel hat leider eine andere Zusammensetzung).

Inhaltsstoffe:

- Cholesterinum D 1
- Dolichos pruriens D 2
- Lycopodium D 10
- Quassia amara D 2
- Fel Tauri depurat. sicc.
- Echinacea angustifolia D 1
- Extr. Sennae e fol. aquos. sicc. (5,5 : 1)
- Extr. Chamomillae e flor. aquos. sicc. (4,5 : 1)
- Rhizoma Curcumae longae
- Radix Taraxaci c. Herba
- Cortex Frangulae

- Herba Chelidonii
- Fructus Cardui mariae
- Radix Gentianae
- Belladonna D 4
- Aloe capensis

Mundgeruch entsteht meist nicht im Mund, denn so viele faule, mit Bakterien übersäte Zähne kann es gar nicht geben.

Bei hohem Genuss von Fleisch und Süßigkeiten entsteht im Darm ein Fäulnisprozess, der zum Mundgeruch führt.

Das oben angegebene Lebermittel führt über die Leber eine Entgiftung durch.

Besser wäre von vornherein eine basische Ernährung mit Obst und Gemüse!

Ihr Partner oder Ihre Partnerin sowie Ihre Familienangehörigen werden sich über den frischen natürlichen Atem freuen.

Pollenflug und Allergien

Den Pollenflugkalender und die Hyposensibilisierung können Sie vergessen, wenn Sie die **Basenspritze** bekommen.

Im Frühjahr (ab Mitte Februar)

- 5 Amp. Natriumhydrogencarbonat
- 1 Amp. Calciretard
- eventuell 5 ml Vit. C
- und Mitte März noch einmal die gleiche Menge als intravenöse Injektion, und Sie haben in dem Jahr keine Allergie (Heufieber) mehr.

Gesamtdeutscher Pollenflugkalender
(nach Pollenflugdaten von 2000 bis 2007)

© Stiftung Deutscher
Polleninformationsdienst
Charitéplatz 1, 10117 Berlin

	Dez.	Jan.	Feb.	März	April	Mai	Juni	Juli	Aug.	Sept.	Okt.	Nov.
Hasel												
Erle												
Pappel												
Weide												
Esche												
Hainbuche												
Birke												
Buche												
Eiche												
Kiefer												
Gräser												
Spitzwegerich												
Roggen												
Brennessel												
Beifuß												
Traubenkraut												

Legende: Hauptblüte / Vor- und Nachblüte / mögliches Vorkommen
www.pollenstiftung.de

Quelle: www.pollenstiftung.de
Neben der Übersicht für Gesamtdeutschland gibt es von der Stiftung Deutscher Polleninformationsdienst (PID) vier regionale Pollenflugkalender.

Täglich aktualisierte Informationen unter:
www.dwd.de/pollenflug (für Deutschland; können unter www.dwd.de/newsletter abonniert werden)
www.pollenwarndienst.at (für Österreich)
www.polleninfo.org (für Europa)

Noch zwei Jahre die gleiche Prozedur und Sie haben nach dem dritten Jahr für viele Jahre Ruhe! Die **Basenspritze** wirkt gegen alle Pollen und alle Formen der Allergie!

Reisekrankheit

Im Juniheft der ADAC Motorwelt aus dem Jahr 2010 fragt eine Mutter unter der Überschrift „Wohl oder übel" wie folgt an: „Meiner zehnjährigen Tochter und mir wird auf längeren Fahrten oft schlecht. Was können wir dagegen tun?"

Die Antwort lautete:

„... Bei ersten Anzeichen von Übelkeit gilt: sofort anhalten und Pause machen, kalte Waschlappen im Nacken helfen weiter. Für Erwachsene gibt es außerdem verschiedene Medikamente gegen Reiseübelkeit ..."

Im Juniheft der reform rundschau aus dem Jahr 2010 ist über Reisekrankheit Folgendes zu lesen:

„... dagegen haben sich Ingwerpräparate bewährt ...[Anmerkung: Ingwer entkrampft] ... Verzicht auf Alkohol, Nikotin, Kaffee ... Anregung der Verdauung durch bitterstoffhaltige Pflanzen wie Wermut usw. ... ein Säurepuffer, z. B. Kartoffelsaft ..."

Viel besser ist die **Basenspritze**!

Die Reisekrankheit hängt mit der Azidose (Übersäuerung) zusammen, denn diese verursacht Verkrampfungen.

So ist es besser, sich grundsätzlich überwiegend basisch zu ernähren oder sich abpuffern zu lassen.

Eine Patientin, die über Reisekrankheit klagte, ernährte sich auf meinen Rat hin zu 80 % basisch und hatte danach keine Reisebeschwerden mehr.

Basenspritze bei Erschöpfung und Schmerzen

Meine im Jahre 1985 33-jährige Patientin kam im Mai 2013 zur Behandlung wieder. Jetzt mit 61 Jahren hatte sie eine metabolische Hypertonie mit RR 166/89 und Puls 72.

Sie fühlte sich erschöpft und wollte gerne wieder meine **Basenspritze** erhalten. Sie hatte zwar eine Aversion gegen Spritzen, wollte sich aber aufgrund der Beschwerden darüber hinwegsetzen.

Da sie wusste, dass ich aus Altersgründen keine neuen Patienten mehr annahm, fragte sie, ob ich mir einmal ihren Vater ansehen würde. Er habe eine nicht heilende Wunde am Zeh, und der Arzt hätte gemeint, am besten solle man den Zeh abnehmen.

Meine Antwort: „Ich werde Ihrem Wunsch natürlich entsprechen, bringen Sie den Vater einmal mit in die Praxis."

Eine Woche später kam der 87-jährige Vater mit. Der Zeh wurde nicht mit einer Salbe behandelt. Außerdem ließ er verlauten, dass er in dem besagten rechten Bein in der Nacht Schmerzen habe. Dann müsse er aufstehen und laufen. Ich habe ihm erklärt, er solle sich auf Diabetes untersuchen lassen, und der Zeh müsse mit einer Zinksalbe behandelt werden. Alles andere würde bei einer basischen Ernährung und mit der **Basenspritze** erreicht werden.

Beim nächsten Besuch berichtete er, Schmerzen habe er nicht mehr gehabt und die Wunde würde kleiner. Diabetes wäre nicht festgestellt. Eine Woche später sagte er auf meine Frage, ob er nachts wieder Schmerzen gehabt habe? „Ja, einmal." Meine Frage: „Haben Sie etwas Süßes gegessen?" Er sagte ehrlich: „Ja."

Meine Frage: „Sehen Sie den Fehler ein?"

Grinsend sagte er: „Ja!"

Bei den folgenden Konsultationen berichtete er, dass er keine Schmerzen mehr gehabt habe und die Wunde immer kleiner werde. Im Ort habe man ein Dorffest gefeiert, wobei er natürlich eine Bratwurst gegessen habe, jedoch wäre dadurch keine Verschlechterung eingetreten. Jetzt wurde eine 14-tägige Behandlung vereinbart.

Risiko hoher Blutdruck

Einen Apoplex (Schlaganfall) kann man vermeiden, wenn man sich ein Blutdruckgerät für das Handgelenk anschafft. Diese Geräte werden oft preisgünstig angeboten.

Denn wenn Ihr Blutdruck nur einmal im Quartal gemessen wird, könnte es nicht ausreichen.

Zweckmäßigerweise sollte man dreimal täglich messen, da sich im Laufe des Tages hohe Schwankungen einstellen können.

Bei hohem Blutdruck sollte man unbedingt Kaffee meiden.

Es kam ein Patient zu mir mit einem Blutdruck von 190/148. Beide haben wir ungläubig geschaut und gleich noch einmal gemessen. Das gleiche Resultat.

Ich fragte, ob er Kaffee getrunken habe und er bejahte es.

Der Patient bekam vom Arzt Blutdrucksenker verordnet und nahm nun morgens und abends eine Tablette.

Was nützen aber die Tabletten, wenn er mit Kaffee den Blutdruck hochtreibt? Dabei hat er nur noch eine Niere und der diastolische Wert von 148 ist sehr besorgniserregend.

Wer bei hohem Blutdruck Kaffee trinkt, geht ein Risiko ein!

Patienten, die morgens ein Aufweckmittel brauchen, empfehle ich eine halbe Tablette Coffeinum 0,2.

Professor Ludwig Demlingen von der Universitätsklinik Erlangen hat außerdem festgestellt, dass das im Kaffee enthaltene Koffein die Empfindlichkeit gegenüber Schmerzen erhöhen kann.

Wer also unter schmerzhaften Erkrankungen oder Entzündungen leidet, sollte vorübergehend

auf Bohnenkaffee verzichten.

Die Basenspritze

Alle Krankheiten sollte man zunächst mit der Säureabpufferung (**Basenspritze**) behandeln. Man hat bei Allergien, selbst bei Neurodermitis Erfolg, wenn man Natriumhydrogencarbonat in die Vene injiziert und danach Calcium in die Vene gibt.

Zu dieser Behandlungsmethode gebe ich nachstehend die genaue Anwendung bekannt. Wenn man Patienten abpuffern will, muss man zunächst den Blutdruck messen. Er sollte nicht unter 120 im systolischen Wert liegen. Falls er niedriger sein sollte, empfehle ich, dem Patienten 8 – 10 Tropfen Korodin auf einem kleinen Zuckerstück zu geben, fünf Minuten abzuwarten und erst dann mit der Behandlung zu beginnen.

Bei sehr niedrigem Blutdruck, was nur ein Ausnahmefall sein kann, muss man Effortil injizieren und kontrollieren, ob anschließend der Blutdruck steigt.

In diesen Fällen muss man auch am Anfang nur Natriumhydrogencarbonat geben und auf Kalium, Calcium und Magnesium verzichten, um eine Dehnung der Gefäße mit Blutdruckabfall zu vermeiden.

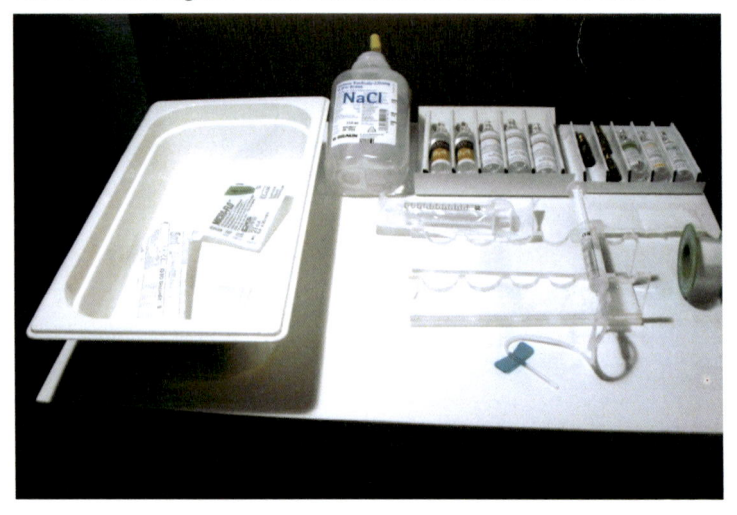

Ist der Blutdruck gemessen, legt man sich Folgendes zurecht:
- 4 – 5 Ampullen Natriumhydrogencarbonat
- 1 Ampulle Kalium
- 1 Ampulle Calciretard
- 1 Ampulle Cormagnesin 200 oder Magnesiocard iv. (VERLA)
- 2 Tupfer
- Leukosilk (2,5 cm breit und ca. 7 cm lang)
- 1 Spritze 5 ml
- 1 Spritze 10 ml
- 1 Venofix 0,8 mm

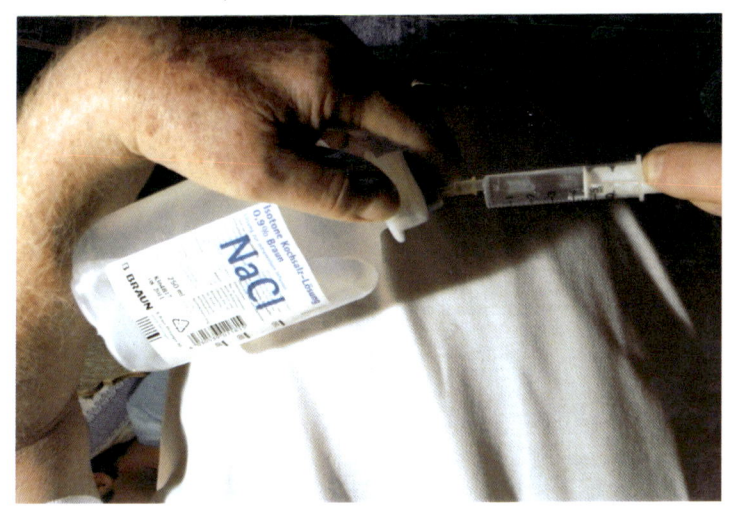

Mit der Injektionsspritze (5 ml) wird die isotonische Kochsalzlösung aufgezogen. Das geschieht als Vorsichtsmaßnahme – damit kann kontrolliert werden, ob man 100 % zentral im Lumen der Vene liegt. Dann wird der Arm abgestaut. Wenn sich die Vene zeigt oder gefühlt werden kann, sticht man zentral ins Lumen der Vene, man entstaut, dann läuft das Blut im Venofix ein Stück zurück – das beste Zeichen, dass man gut in der Vene liegt. Außerdem probiert man mit der isotonischen Kochsalzlösung, ob der Venofix zentral liegt.

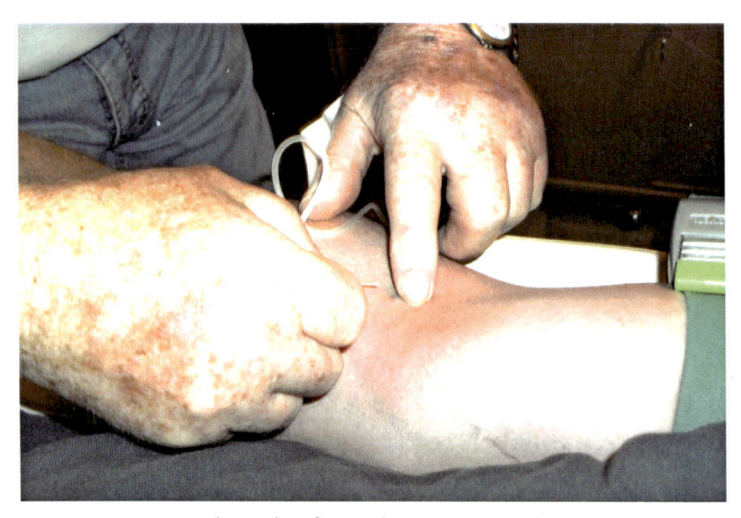

Hände mit desinfizierendem Hautgel einreiben,
Abstauen des Armes und Ertasten der Vene

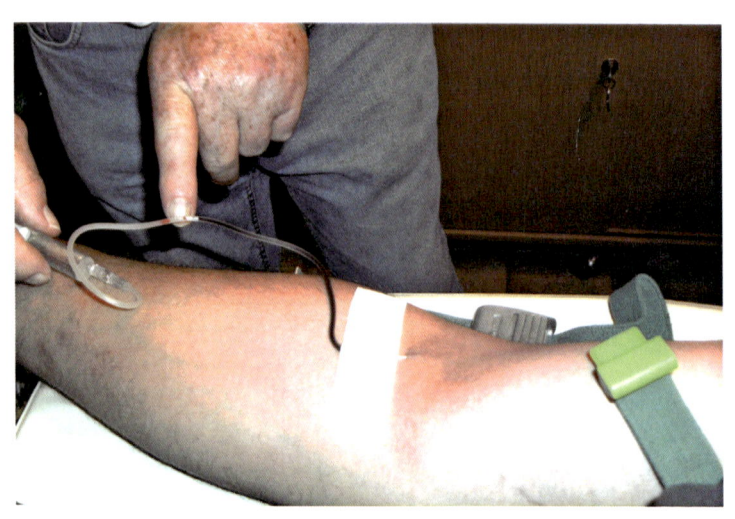

Desinfizieren, Venofix 0,8 einstechen, Blut läuft in den Venofix
Staubinde lösen, Blut fließt ca. 1 – 2 cm zurück
(ein Zeichen dafür, dass der Venofix zentral in dem Lumen der Vene liegt).

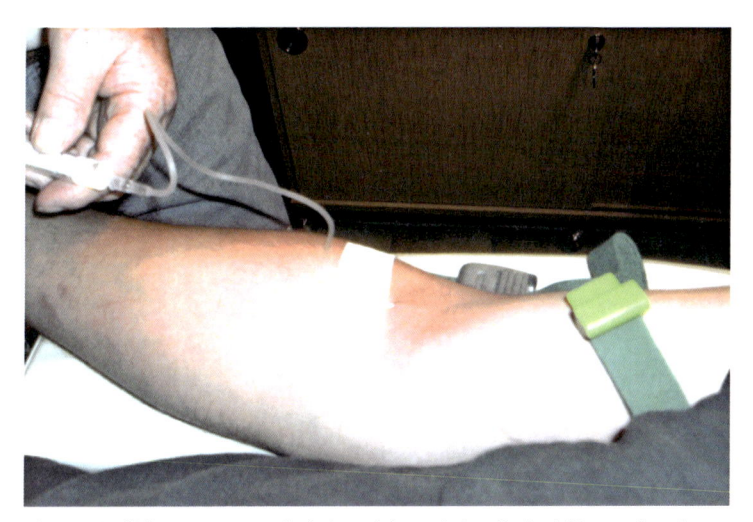

Ein paar Mal Blut ansaugen und wieder mit isotonischer Kochsalzlösung einspritzen. Wenn das problemlos gelingt (ohne Druck), kann man Natriumhydrogencarbonat injizieren. Aber niemals mit Mineralien-Lösungen (Calcium, Magnesium) in einer Spritze mischen, denn dann fällt die Lösung aus und wird milchig!

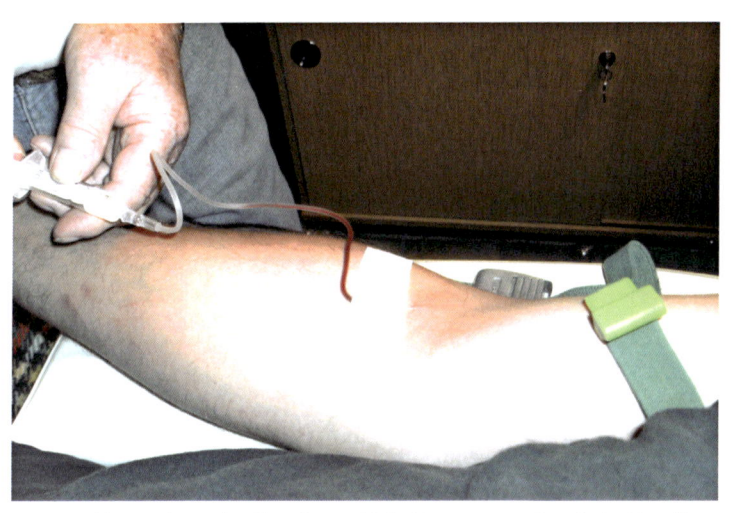

Bei Problemen das Leukosilk rechts und links lösen, eventuell auch den Venofix etwas zurückziehen oder neue Vene suchen.

Ist das nicht der Fall, kann man noch einmal links oder rechts am Leukosilk zupfen, um die Kanüle richtig zu positionieren. Ist das geschehen, gibt man die isotonische Kochsalzlösung ganz hinein und zieht mit der Kanüle (10 ml) Natriumhydrogencarbonat auf. Das gibt man in die Vene hinein.

Man kann weiterhin Natriumhydrogencarbonat geben oder im Wechsel mit den Mineralien beginnen, die man grundsätzlich mit der 5-ml-Spritze aufzieht.

So kann es keine Verwechslungen geben, auch wenn man während eines Gesprächs mit dem Patienten einmal abgelenkt wird.

Es ist nämlich so, dass Natriumhydrogencarbonat zügig in die Vene gegeben werden kann, die Mineralien jedoch nicht, weil es hier zu einer Erwärmung kommt. Deshalb nimmt man hier die 5-ml-Spritze und gibt jedes Mal nur 2,5 ml von den Mineralien in die Vene und dann im Wechsel Natriumhydrogencarbonat.

Wenn bei dem Patienten ein Mangel an Vitamin K besteht, ist die Gabe von Magnesium schmerzhaft. Ich empfehle dann, hierauf zu verzichten oder Magnesium mit isotonischer Kochsalzlösung oder Ringer-Lactatlösung zu vermischen und anschließend zu injizieren.

Dann sollte aber zusätzlich Vitamin K verordnet werden und zwar Kanavit-Tropfen oder Konakion in 10-ml-Ampullen, die man oral nehmen oder intramuskulär bzw. intravenös auch injizieren kann. Dann ist die Behandlung für den Patienten schmerzfrei.

Sollten wider Erwarten eine Aufdickung oder Schmerzen entstehen, ist die Injektion sofort abzubrechen.

Die betreffende Stelle wird mit Hirudoid-Gel dick betupft und mit Kältespray leicht besprüht. Die Schwellung und der Schmerz gehen dann schnell zurück.

Natriumhydrogencarbonat und die Mineralien Kalium, Calcium und Magnesium dürfen nie gemischt werden. Wenn Sie beides in der Spritze aufziehen, fällt die Mischung aus und wird milchig (siehe auch Beipackzettel Natriumhydrogencarbonat).

Krankheit durch Eiweiß

Wir Studierenden hielten unseren Lehrer Brodde für den intelligentesten. Er gab Unterricht in Akupunktur, Knochen und Muskeln. Er war der beste Akupunkteur in Deutschland. Seine Vorträge waren brisant, er konnte mit wenigen Worten viel erklären. Es gab immer viel Applaus.

Gelegentlich musste er seinen Unterricht absagen, weil er wieder Eisbein gegessen hatte. Seine Gallenblase protestierte dagegen.

Dann kam er auch öfter zu spät und wir sahen, wie er aus seinem Pkw herausgekrochen kam. Wieder war das Eisbein schuld; jetzt hatte ihn das Rheuma gepackt.

So ein intelligenter Mann, der wusste, dass Eiweiß Rheuma verursacht (insbesondere Eisbein vom Schwein), fiel immer wieder darauf herein!

Man lernt daraus, dass Sucht nichts mit Intelligenz zu tun hat, sondern mit Willen und Vernunft. Es muss im Kopf erst klick machen, anschließend muss man mit der Vernunft den starken unwiderruflichen Willen aufbringen, sein Laster zu bekämpfen.

Ganz alt ist Herr Brodde nicht geworden, und bis dahin hat er oft gelitten.

Der Zusammenhang zwischen Ernährung und Azidose

Man kann davon ausgehen, dass sich die Deutschen wie folgt ernähren:

morgens: Kaffee oder Tee, Brot oder Brötchen mit Käse, Wurst oder Marmelade belegt, dazu eventuell ein Frühstücksei

mittags: Fleisch oder Fisch, Kartoffeln, Nudeln oder Reis mit Gemüse oder Salat (nur die Kartoffeln, das Gemüse und der Salat sind basisch)

nachmittags: Kaffee und Kuchen

abends: Kaffee oder Tee, dazu Brot mit Käse oder Wurst belegt

Sie ersehen daraus, dass sie sich überwiegend ansäuernd ernähren. Diese überschüssige Säure bekommen die wenigsten Menschen über die Niere und die Lungen ausgeschieden.

Die Säure wird in der Vorniere, dem Bindegewebe, gelagert und führt anfangs zu Erschöpfung, Müdigkeit und Interesselosigkeit. Bei stärkerer Depoteinlagerung machen sich Schmerzen und diverse andere Krankheiten bemerkbar.

Dr. Werthmann schreibt in der Sanum-Post: „Fast jede Krankheit ist an eine Azidose gekoppelt!"

Ich möchte einen Schritt weiter gehen und sagen: Fast jede Krankheit entsteht durch eine Azidose!

Wenn ich mit meinen Patienten Vorstehendes diskutiert habe, hat hin und wieder einer gesagt: „Ich esse jeden Tag einen Apfel."

Das reicht natürlich nicht aus. Andere haben desinteressiert zugehört. Wenn nur 50 % der Menschen sich zu 90 % basisch ernähren würden, wäre schon etwas gewonnen, die Kassen würden entlastet.

Salate machen putzmunter

Manche Patienten meinen auch, die Krankheit käme vom Wetter oder vom Mond.

Nun haben die Spanier und Italiener durchweg warmes Wetter und trotzdem haben sie auch Rheuma.

Die Spanier essen Paella, Reis mit Fisch und Fleisch, das ist alles ansäuernd.

Die Italiener essen Pasta (Nudeln) mit Fisch oder Fleisch, ebenfalls alles ansäuernd.

Selbst die Afrikaner sind krank. Auf dem Flug zum Jemen saßen Jemeniten im Flugzeug und ich erkundigte mich, ob sie in Deutschland arbeiteten. Ich wurde eines Besseren belehrt. Das seien alles Kranke, die zum deutschen Arzt gingen, denn die ärztliche Versorgung sei im Jemen so schlecht, es gebe kaum Ärzte.

Ich konnte mich davon in Sanaa überzeugen, denn dort habe ich nur ein einziges Arztpraxisschild gesehen.

Ich habe aber auch erlebt, wie sich die Jemeniten ernähren. Sie essen in Garküchen hauptsächlich Hähnchen mit Reis und etwas zerkochtem Gemüse.

Frische Salate bekamen die Touristen nur in den europäisch geführten Hotels. Wobei von unserer Reisegruppe mit etwa 30 Personen nur fünf Personen Salat gegessen haben. Angst vor Ansteckung spielte eine Rolle.

Die fünf Personen waren jeden Tag putzmunter, in der übrigen Gruppe gab es Ausfälle mit Erbrechen und Durchfall (Selbsthilfe des Körpers bei Azidose).

Das Problem der Ernährung in Restaurants

Ein Problem ist die Ernährung in den Restaurants. Selten gibt es ein vegetarisches Gericht auf der Karte. Und hat man ein Restaurant gefunden, wie z. B. ich vor Jahren das „Walhalla" (da gab es eine sehr schmackhafte Gemüseplatte), gibt es neue Probleme: Ich habe dort öfter gegessen, doch dann gab es einen Kochwechsel.

Der neue Koch bereitete mir zwar eine Gemüseplatte, sogar zu jedem Gemüse eine extra Soße, aber die hatte trotzdem nicht den Pfiff.

Ich musste nach Namibia reisen, um im Hotel und Restaurant „Heinitzburg" in Windhoek ein hervorragendes basisches Gericht zu bekommen. Auf Wunsch haben die Köche täglich ein anderes schmackhaftes basisches Gericht zubereitet.

Im Übrigen traf ich dort einen Deutschen, der mit seiner Straßenkarte nicht zurechtkam und dem ich mit meiner Straßenkarte, die übersichtlicher war, ausgeholfen habe.

Wir kamen ins Gespräch und er erzählte, dass er dort Aufbauhilfe leistete. Er war von Beruf Ingenieur und von daher viel im Ausland gewesen, u. a. auch in Thailand. Seine Frau war verstorben. Aber die thailändische Sekretärin sei von Tag zu Tag freundlicher zu ihm geworden und er habe sie dann, obwohl sie 20 Jahre jünger sei als er, geheiratet.

Er erzählte weiter, er sei Jäger und äße gern Wild. Seine Frau bevorzuge Reis. Dann kam er auch damit heraus, dass er muskuläre Rückenbeschwerden habe. Seine Ärztin habe ihm geraten, doch einmal einen Heilpraktiker aufzusuchen; manchmal wüssten die mehr als die Schulmedizin.

Ich habe ihm geraten, das Wild zu verkaufen, sich basisch zu ernähren und sich von seiner Ärztin abpuffern zu lassen.

Leider habe ich bis heute nicht von ihm gehört, ob er allen Segnungen des zivilisierten Lebens abgeschworen hat.

Gesunde Ernährungsweise

Das Basenfrühstück

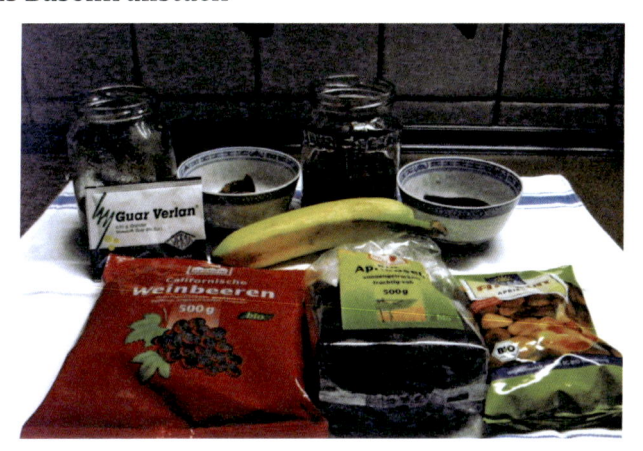

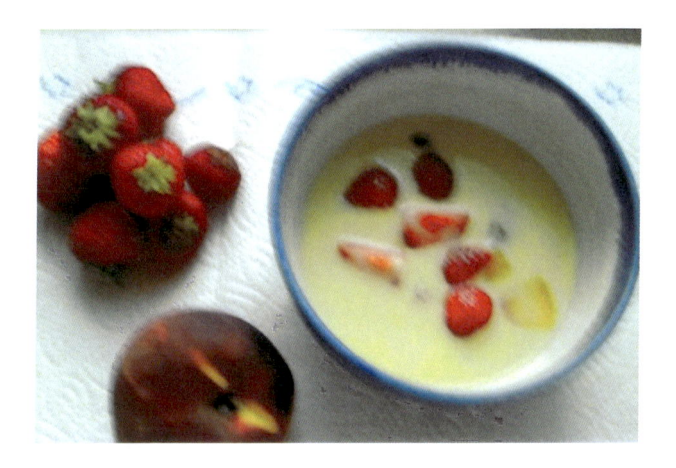

Glauben Sie nicht auch, dass Ihnen die frischen Früchte als Frühstück besser munden als belegte Brötchen oder Brote? Probieren Sie es aus, Sie werden es mir bestätigen! Vielleicht sind Sie mir für diesen Tipp sogar dankbar?

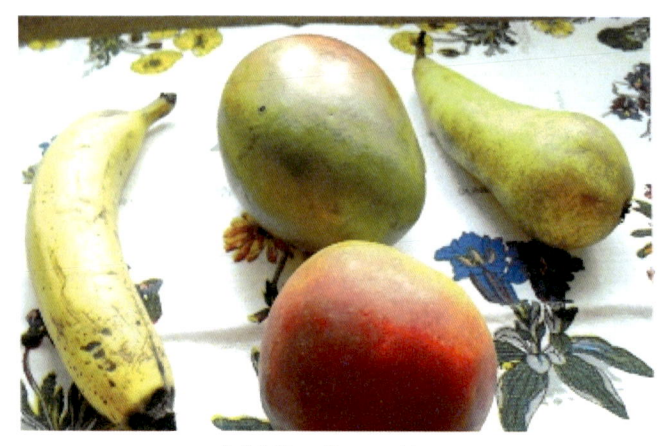

Apfel, Birne, Banane, Mango

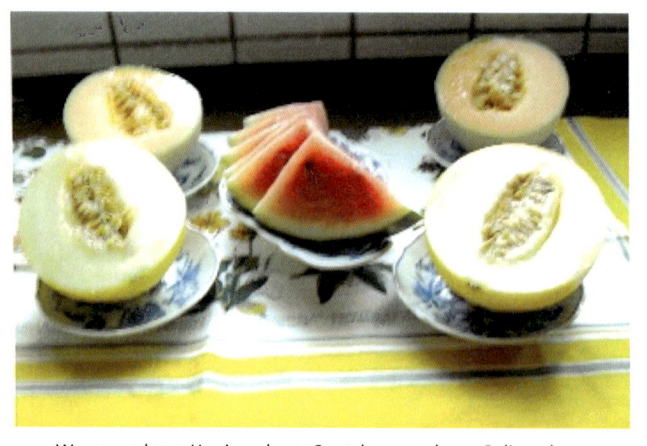

Wassermelone, Honigmelone, Cantaloupemelone, Galiamelone

Vielleicht sind Sie jetzt doch neugierig geworden und möchten wissen, wie man sich basisch ernährt.

Am Morgen ein selbst zusammengestelltes Obstfrühstück

Aprikosen (getrocknet), die man eventuell mit Rosinen zusammen in Wasser kocht und in einem Glas verschlossen im Kühlschrank aufbewahrt. Hieraus entnimmt man dann die tägliche Portion.

Dazu eine Banane.

Aprikosen und Banane sollten grundsätzlich zum Frühstück gehören, sie garantieren eine Versorgung des Körpers mit Kalium und Magnesium (gut für Herz und Nieren).

Apfel- und Birnenstücke kann man das ganze Jahr hinzugeben.

Der Jahreszeit entsprechend kann man mit **Erdbeeren, Pfirsichen** usw. wechseln.

Melonen gibt es auch ganzjährig. Sie gehören zwar zum Gemüse, aber da sie süß sind, kann man sie auch ins Frühstück geben. Alle Melonenarten (Honig-, Cantaloupe- und Galiamelonen) passen zum Frühstück. Selbst die Wassermelonen. Diese erfrischen an warmen Sommertagen zu jeder Tageszeit, wenn man sie geeist aus dem Kühlschrank nimmt.

Nehmen Sie kein Müsli-Fertigprodukt; denn dieses ist mit Zucker versetzt, wegen der Körner eher eine Backware und deshalb nicht basisch.

Geben Sie **Milch** darüber, das nimmt die Fruchtsäure weg. Ich gebe gern eine Viertel-Tüte Guar Verlan hinein. Nach einer Minute dickt es ein. Der pflanzliche Faserstoff ist gut für den Darm, gegen erhöhte Blutfettwerte und Diabetes mellitus.

Im Winter können Sie auch warme Milch verwenden, aber nicht in Verbindung mit Kiwi und Ananas, denn dann gerinnt die Milch, und das sieht nicht appetitlich aus.

Probieren Sie dieses basische Obstfrühstück aus. Sie werden die Erfahrung machen, dass es erfrischender und abwechslungsreicher ist als Ihr bisheriges Brotfrühstück.

Da die Kühe außer Antibiotika auch noch Hormone bekommen, habe ich statt Milch auf **Soja** (alpro Drink) umgestellt.

Mittag

Verwenden Sie **Kartoffeln**, egal ob als Dampf- oder Bratkartoffeln, gekocht oder als Püree, Berner Rösti oder gelegentlich auch als Pommes frites.

Dazu knackiges bissfestes **Gemüse** oder einen **Salat** (Kopf- oder Eisbergsalat usw.) oder Schlangengurkensalat (Gurke hat einen hohen basischen Wert). Auch Gurkensalat mit gelben Wachsbohnen schmeckt recht gut.

Paprika-, Tomaten- oder **gemischter Salat** sorgen für Abwechslung.

Probieren Sie es aus, Sie werden es bestätigen! Vielleicht sind Sie mir für diesen Tipp sogar dankbar?

Nachmittag

Grünen Tee, evtl. mit einem winzigen Stück Gebäck (das Gebäck ist zwar nicht basisch, aber wenn Sie nicht schwer krank sind – z. B. an Multipler Sklerose, Neurodermitis, Periarthritis usw. leiden –, bringt es Sie nicht um).

Abend

Nur Salate oder zum Sattwerden mit Kartoffeln. Frische Gemüsesuppen, z. B. Kohl- oder Tomatensuppe usw., sind mit Kartoffeln angedickt erlaubt.

Statt Mayonnaise sollte man alpro soya cuisine verwenden. Alpro garantiert genfreie Ware!

Basenmittel zur oralen Einnahme – Basenflut

Ich habe auch versucht, bei einer Bäckerei basisches Brot backen zu lassen, um meinen Patienten einen Vorteil zu verschaffen.

Leider hat die Bäckerei nicht das richtige Triebmittel genommen und das Brot war hart.

Eine clevere Patientin hat Backferment als Triebmittel und Dinkelmehl genommen. Das Brot war hervorragend gelungen, es war locker, wie ein normales Brot sein soll.

Das harte Brot hat sich nicht bewährt und es wurde zu wenig gekauft, sodass die Herstellung eingestellt wurde.

Nicht nur die Essäer wussten, wie wichtig Basen sind. Die Nordländer – Schweden und Finnen – nehmen finnische Birkenasche

(Björkaska) als Basenmittel. Der Schwede Ragnar Berg brachte Basica auf den Markt. Dann kamen Flügges Basenmischung, Bullrichsalz und Bullrichs Vital sowie Nephrotrans Kapseln.

Danach erkannten alle biologischen Pharmafirmen, wie wichtig die Basen sind und brachten fast alle ein Basenmittel auf den Markt:

- Basosyx Tabl.
- Basentabs
- Rebasit Pulver
- Magnesium Verla plus
- Calcium Verla 1000 mg Tabl.
- Basentabs Verla
- Neukönigsförder Mineraltabletten usw.
- Basentabs Verla (eine basische Mineralstoffkombination) wird von der Werbung wie folgt angepriesen: „Nehmen Sie Ihren Schmerzpatienten die Säurelast!"

Das gefällt mir, denn hier wird nicht von Säure-Basen-Gleichgewicht oder Säure-Basen-Balance geschrieben, denn es darf keine Balance geben, sondern eine Basenflut. Zwar geben die Belegzellen im Magen Säure ab, diese wird aber sofort vom Pankreas (der Bauchspeicheldrüse) im Duodenum (Zwölffingerdarm) durch Basen neutralisiert. Im gesamten gesunden Körper sind die pH-Werte im basischen Bereich.

Ein gesunder Säugling hat einen Blut-pH-Wert von 8,4. Deshalb strahlen die Säuglinge über das ganze Gesicht.

Ein Erwachsener hat einen Blut-pH-Wert von 7,4. Sinkt dieser Wert, dann holt sich der Organismus – um nicht zu sterben – aus dem Skelett (Osteoporose!), den Haaren und Fingernägeln die Mineralien, um den pH-Wert von 7,4 im Blut aufrechtzuerhalten.

Je älter die Menschen werden, desto weniger lächeln sie, von Lachen ganz zu schweigen. Auch das Gemüt leidet unter einer Azidose!

Nach Abpufferung normale Blutwerte

Manche Firmen legen Teststreifen bei, um den Urin zu messen. Das ist zwecklos, wenn die Niere insuffizient ist. Dann gehen Kalium, Calcium und Magnesium durch die Filterung hindurch, werden nicht rückresorbiert und der Streifen zeigt einen basischen Wert an, obwohl der Patient bis zum Stehkragen angesäuert ist.

Man kann davon ausgehen, dass Kranke kausal immer eine Azidose haben.

Der Beweis:

Interessant ist, dass die Patienten, die abgepuffert wurden, danach berichteten, dass ihre Blutwerte wieder normal seien (obwohl sie vorher schlechte Blutwerte hatten). Ihr Arzt sei sehr mit ihnen zufrieden.

Das heißt, dass der Mensch bei einer Basenflut gesünder wird. Die normalen Blutwerte sind der Beweis.

Die Säure ist ein Gift – Angst vor Alkalose

Um die Azidose abzupuffern, müsste man die angegebenen Mengen so erhöhen, dass das Mittel zum Durchfall führt. Nur so kann die Säure durch orale Gaben ausgeschieden werden. Wie ätzend die Säure ist, zeigt sich am entzündeten After.

Da kein Mensch täglich Durchfall haben möchte, empfiehlt sich die von mir intravenös durchgeführte Abpufferung, die **Basenspritze**.

Im Übrigen halte ich den Ausdruck Säure-Basen-Balance oder Säure-Basen-Gleichgewicht

für eine Irreführung. Für mich sind die Säuren ein Gift, das über Niere und Lunge ausgeschieden werden muss.

Eine respiratorische Alkalose führt auch zur metabolischen Azidose – vergleiche Niere. Der Patient wird die Säure nicht los!

Viele Therapeuten glauben, sie könnten durch Abpuffern ihre Patienten in die Alkalose bringen und umbringen.

Meine Enkelin bat mich: „Opi, schreib mir doch bitte mal auf, welche Ampullen du bei der Behandlung nimmst. Ich habe einen Schulfreund, der ist Arzt, den werde ich bitten, dass er diese Behandlung bei mir macht."

Ich habe ihr aufgeschrieben:

- 4 Ampullen Natriumhydrogencarbonat
- 1 Ampulle Kalium
- 1 Ampulle Calcium
- 1 Ampulle Magnesium

Sie sagte mir später: „Mein Arzt nimmt nur zwei Ampullen Natriumhydrogencarbonat." Er hatte also auch Angst, dass er meine Enkelin in die Alkalose bringen könnte.

Ich habe Tausende derartiger Abpufferungen der Säuren vorgenommen, ohne auch nur einen Zwischenfall.

Selbstversuche mit Basen – Keine Alkalose

Ich habe auch Selbstversuche durchgeführt, z. B. im Winterurlaub. Ich kam am Sonntag in Serfaus an. Montag war herrliches Sonnenwetter, so richtig gut zum Skilaufen. Es gab keinen Sturz.

Am nächsten Tag schneite es; wegen schlechter Sicht fiel das Skilaufen aus und ich wanderte zur Skihütte Madatschen. Auf dem Rückweg ging es bergab. Unter dem Schnee, der unter den Schuhen backte, war auf der Straße Glatteis. Man sah es nicht, aber man merkte es. Mehrere Wanderer waren ausgerutscht und gestürzt, einer hatte sich das Knie verrenkt. Ich fiel gleich zweimal hintereinander auf den Rücken. Es gab eine starke Zerrung.

Also ging ich zum Arzt, um mich röntgen zu lassen. Gebrochen war nichts, aber die Schmerzen waren unerträglich. Das hatte der Arzt auch beim Auskleiden bemerkt. Er sagte: „Ich verschreibe Ihnen Schmerztabletten." Ich antwortete: „Die vertrage ich nicht, geben Sie mir doch besser Natriumhydrogencarbonat und Magnesium."

Da er mich groß ansah, sagte sein medizinischer Assistent: „Der Patient ist Heilpraktiker.

„Ach so", sagte der Arzt, „ja, wenn wir noch etwas von Ihnen lernen können, warum nicht."

Da das Natriumhydrogencarbonat nicht vorhanden war, bekam ich erst einmal Ringer-Lactatlösung mit einem schwachen vorrätigen Magnesium. Das Natriumhydrogencarbonat wurde bestellt, 100 ml Flaschen und Magnesium 400 (ein starkes Magnesium).

Als es nach zwei Tagen aus Innsbruck ankam, legte der Assistenzarzt den Tropf an. Am nächsten Tag die Ärztin, am dritten Tag stach der medizinische Assistent und legte die Flaschen Natriumhydrogencarbonat und Ringer-Lactatlösung an.

Am viertem Tag kam der medizinische Assistent mit der Ringer-Lactatlösung ohne die Flasche Natriumhydrogencarbonat (100 ml). Da gab es eine Diskussion. Er meinte, ich würde zu basisch. Ich sagte ihm: „Ich mache das nun schon 30 Jahre und es ist nie etwas passiert. Anfangs hatte ich mir ein Ansäuerungsmittel aus der Apotheke besorgt. Ich habe es nie gebraucht und inzwischen entsorgt."

Dann schlug ich ihm vor: „Wenn Sie meinen, ich könnte in die Alkalose kommen, dann können Sie ja aus dem Restaurant im gleichen Haus Essigwasser holen."

Das hat ihn wohl beruhigt und ich bekam die weiteren Behandlungen mit Natriumhydrogencarbonat 100 ml, einer Flasche Ringer-Lactatlösung und einer Ampulle Magnesium 400 per Tropf injiziert.

Ich erhielt diese Behandlung an sechs aufeinanderfolgenden Tagen und es ging mir zusehends besser. Dieser Selbstversuch hat gezeigt, dass man nicht in die Alkalose kommt.

Danach habe ich einen weiteren Selbstversuch unternommen mit

- 8 Ampullen (160 ml) Natriumhydrogencarbonat in isotonischer Kochsalzlösung
- 1 Ampulle Kalium Trophicard
- 1 Ampulle Cormagnesin 400
- 1 Ampulle Calciretard
- in 1 Flasche Ringer-Lactatlösung und
- 1 Ampulle Pascorenal

Derzeit lasse ich mich selbst etwa acht- bis vierzehntägig abpuffern mit

- 5 Ampullen (100 ml) Natriumhydrogencarbonat in isotonischer Kochsalzlösung
- 1 Ampulle Trophicard (solange der Vorrat reicht)
- 1 Ampulle Cormagnesin 200
- (1 Ampulle Calciretard + 1 Ampulle Calcium EAP)*
- in 1 Flasche Ringer-Lactatlösung
- 1 Ampulle Pascorenal

*Die beiden Calcium-Ampullen gebe ich in die Lactatlösung, wenn die Magnesium-Ampullen durchgelaufen sind. Zuletzt spüle ich mit 10 ml isotonischer Kochsalzlösung die Sangofixleitung frei.

Kalium-Ampullen, z. B. Trophicard, sind vom Markt genommen. Der Gesetzgeber hat die Wirksamkeit angezweifelt.

Jetzt habe ich noch rechtzeitig vor Veröffentlichung des Buches erfahren, dass die Apotal Versandapotheke, Bad Rothenfelde eine KCM-Lösung (Ersatz für Zentramin) herstellt und zwar in einer Stechflasche zu 50 ml. Damit steht Heilpraktikern und Heilpraktikerinnen wieder Kalium zur Verfügung.

Ich halte es für einen Trick, denn Herz und Niere brauchen Kalium.

Und im Übrigen ist in dem verschreibungspflichtigen Präparat Inzolen Kalium enthalten!

Bei einem verschreibungspflichtigen Kalium wird die Wirksamkeit also nicht angezweifelt!

So sind der Naturheilkunde systematisch gute und wichtige Präparate geraubt worden.

Auch Eigenversuche mit

- 160 ml Natriumhydrogencarbonat
- Ringer-Laktatlösung
- 5 ml Magnesium 400
- 5 ml Calciretard

lösten keine Komplikationen aus. Ich bekam lediglich eine Mundtrockenheit und ein Durstgefühl.

Es gibt Therapeuten, die glauben, sie könnten die Patienten mit Natriumhydrogencarbonat umbringen, weil es eine Alkalose auslösen würde. Das ist eine irrige Meinung.

Mit 80 – 100 ml Natriumhydrogencarbonat und Mineralien werden die Patienten gesund.

So wie Patienten durch eine Azidose Krankheiten bekommen, so kann man umgekehrt durch Abpuffern der Säuren mit Bicarbonat und Mineralien eine Gesundung hervorrufen.

Bicarbonat als Alternative – Erfahrungen des Prof. Dr. med. Kopp

Von meinem Freund Ulfried erhielt ich einen Artikel, den ich Ihnen nicht vorenthalten möchte, zumal er zum Thema Gesund durch die **Basenspritze** beiträgt.

Prof. Dr. Kopp hat Natriumhydrogencarbonat allerdings nur bei Nierenversagen angewendet, während ich der Meinung bin, dass es bei fast allen Krankheiten angewandt werden sollte.

Ich kann auf Erfahrungen mit über 1.000 Patienten und über 10.000 Anwendungen mit Erfolg verweisen.

Hier einige Auszüge aus dem Artikel „Dialyse ade? – Bikarbonat als Alternative bei Nierenversagen" von Antje Bultmann, der in der Zeitschrift raum & zeit veröffentlich wurde:

> „Über 65.000 Menschen in Deutschland vertrauen sich regelmäßig Dialysegeräten an. Meist sind sie dankbar, dass dieses Verfahren ihr Weiterleben ermöglicht. Allerdings sind Dialysepatienten in ihrer Lebensqualität stark eingeschränkt und die Kosten für das Verfahren sind horrend. – Schon seit 35 Jahren gibt es jedoch eine spektakulär einfache Alternative, die sehr viel billiger ist und außerdem für die Patienten ungleich angenehmer und verträglicher. [...]

Prof. Dr. Kopp infundierte also dem Patienten – wie intensivmedizinisch üblich – eine 8,4 prozentige Natrium-Hydrogencarbonat-Lösung (Synonym Natriumbikarbonat), welche auch die natürliche Substanz im Blut ist, mit dem der Organismus sein Basengleichgewicht aufrecht erhält. Während er in seinem Labor die Blutwerte analysierte, übersah er, dass die Rollklemme an der Infusionsleitung offen geblieben war und dass ‚nach Lehrbuch' mindestens 200 ml zu viel Bikarbonatlösung in den Patienten hineingelaufen waren. Weil es als sehr gefährlich gilt, wenn der Bikarbonatspiegel über einen bestimmten oberen Grenzwert hinausgeht, hatte Kopp, penibel wie er war, gleichzeitig auch den Urin-pH des Patienten gemessen. So stellte er fest, dass der bislang saure Urin plötzlich alkalisch war, mit einem pH-Wert um 8.0 – das hieß, im Urin musste nun auch Bikarbonat enthalten sein. *‚Ich habe versucht, mit einem Diuretikum das überschüssige Bikarbonat aus dem Blut zur Ausscheidung zu bringen', erklärt Kopp. ‚Zu meinem großen Erstaunen öffneten daraufhin die Nieren ihre Schleusentore und der Patient urinierte plötzlich wie ein ›Weltmeister‹ circa 20 Liter in 24 Stunden.'*

Das befreite den Patienten nicht nur von seiner bedrohlichen Überwässerung mit Erstickungsgefahr, sondern gleichzeitig auch von seiner Harnvergiftung. Alle giftigen Substanzen wurden ausgeschwemmt. Dadurch erübrigte sich die Dialyse. In der folgenden Zeit bestätigte sich für den Professor, dass es bei einem Überschreiten des normalen Natrium – Bikarbonat – Blutspiegels zu einem Überlaufmechanismus in der Niere kommt, der bereits 1949 von Robert F. Pitts beschrieben worden war. Der amerikanische Mediziner war bekannt wegen seiner Kenntnis über die Niere und deren grundlegenden Stoffwechsel bezüglich des Säure-, Basen-, Elektrolyt- und Wasserhaushalts. Seine wissenschaftlichen Erkenntnisse gerieten vollständig in Vergessenheit, bis sie jetzt von Prof. Dr. Kopp wieder aufgegriffen wurden. […]"

In diesem Artikel berichtet die Autorin, dass Prof. Dr. Kopp nicht die übliche 100 ml Natriumhydrogencarbonat-Lösung, sondern aus Versehen zusätzlich 200 ml zu viel infundiert hatte, also das Dreifache der normalen Menge. Es führte nicht zum Tod!

Kopp half in der Folge rund 300 dialysepflichtigen Patienten gesund zu werden.

In meiner Praxis habe ich bei über 1.000 Patienten bei allen Krankheiten, die in Verbindung mit einer Azidose standen, die **Basenspritze** erfolgreich angewendet.

Fast alle Krankheiten entstehen durch eine Azidose! Das muss doch ein Grund sein, endlich diese Methode in allen Praxen anzuwenden!

Psychische Krankheiten

Deutschland ist Kernspin-Weltmeister! Kosten im Jahr 2009 für CT: 714 Mio. €, für MRT 1.047 Mio. €!

Jammern nützt nichts. Hier müssen praktische Bremsen her.

Psychische Erkrankungen nehmen zu.

Dann werden die Patienten mit Psychopharmaka vollgepumpt. Abpuffern der Säuren, also **Basenspritze** über die Vene mit Natriumhydrogencarbonat und Magnesium kann auch helfen. Dazu noch Neurodoron, Avena sativa comp, Weleda Lavendelöl 10 % und Zinkletten Verla mit Orangen- oder Himbeergeschmack.

Ein Briefzusteller war mein Patient, er war wegen Depressionen mit 45 Jahren Frührentner geworden. Jetzt war er 65 Jahre alt.

Er bekam von mir intravenöse Injektionen mit Traumeel (damals noch mit Aristolochia Clemat D 3 – diese Potenz musste in D 6 geändert werden), Engystol und Cralonin.

Nach acht Behandlungen sagte er mir, er habe keine Depressionen mehr. Auf meine Frage, ob er jetzt wieder arbeiten könne, antwortete er: „Ja, ich bin wieder arbeitsfähig!"

Teure Chemotherapie

Ein früherer Patient rief mich an, sein Bruder habe Lungenkrebs.

Man wolle eine Chemotherapie durchführen, diese würde 17.000 € kosten. Danach wolle man eine zweite machen und dann eventuell operieren. Ob ich den Bruder später behandeln würde.

Ich habe dem Mann zu verstehen gegeben, dass es sicher keinen Zweck mehr hat, danach noch eine Anti-Acid-Methode anzuwenden. Im Übrigen würde ich ja auch aus Altersgründen nur noch die alten Dauerpatienten behandeln, neue Patienten würde ich nicht mehr annehmen.

Da mir die angegebenen Kosten spanisch vorkamen, habe ich bei einem Apotheker angerufen, um mich schlauzumachen.

Er bestätigte, dass eine Flasche Chemo etwa 1.500 € bis 2.000 € kosten würde. Manchmal würden auch zwei Flaschen verschiedener Arten Chemo zusammen aufgehängt.

Es würden dann etwa fünf bis sechs Behandlungen als Zyklus durchgeführt und so käme man schnell auf den Betrag von 17.000 €. Bisher ist noch kein Nachweis gelungen, dass die Lebenserwartung mit Chemotherapie höher ist, als wenn man darauf verzichtet hätte.

Im Rettungswagen liegt zwar eine Ampulle mit Natriumhydrogencarbonat, aber verwendet wird Sauerstoff zu einem weitaus höheren Preis.

Warum muss man teure Therapien durchführen, wenn es auch preisgünstiger geht: Operation und Anti-Acid-Methode.

(Zum Thema ein Buch von Christian Bachmann und Frederic Vester: Die Krebsmafia. Intrigen und Millionengeschäfte mit einer Krankheit.)

Die Politik und das marode Gesundheitssystem

Sparen an der falschen Stelle

Die Medizin hat große Fortschritte gemacht, vor allem hinsichtlich der Lebensverlängerung. Und trotzdem ist heute kaum noch ein Mensch mit dem Gesundheitssystem zufrieden.

Ob Patient, Arzt, Apotheker, Arzneimittelhersteller, Krankenkassenvorstand: die Mehrheit ist unzufrieden.

Wie konnte die Medizin so weit kommen und in der Achtung vieler Menschen so tief sinken?

Die moderne Medizin hat sich in Analogie zu unserer Gesellschaft mit unserem System entwickelt. Die Prozesse Spezialisierung und Intensivierung schaukelten sich gegenseitig auf.

Der Nutzen ist aber längst grenzwertig. Durch Patientenverfügungen möchten wir uns vor extremen, intensiven und speziellen Prozeduren schützen.

Die moderne Medizin kann durch teuerste Mittel das Leben verlängern, obwohl die Krankenkassen behaupten, das gehe auch billiger.

Ja, nämlich z. B. mit der **Basenspritze**!

Aber sie kann den Tod nicht aus der Welt schaffen: Wer geboren wird, muss auch eines Tages sterben, obwohl das gerne verdrängt wird.

Die Lebensverlängerung trägt nicht gleichermaßen zur Gesundheit bei, zumal in der Regel symptomatisch und nicht kausal (**Basenspritze**) behandelt wird. Diese Problematik wird allerdings von der Wissenschaft und der Gesundheitspolitik kaum beachtet.

Seit Bismarcks Reichsversicherungsordnung sind die Kriterien notwendig und ausreichend und maßgebend für die Krankenkassen. Heute werden Mittel und Maßnahmen von den Krankenkassen nicht mehr erstattet; sie zahlen nur noch für invasive (eingreifende) Therapien und rezeptpflichtige, intensive und nebenwirkungsfähige Mittel.

Ein Teil der ehemals für notwendig befundenen Mittel wird demnach jetzt für unnötig gehalten, um Ausgaben zu sparen!

Bezeichnenderweise erging dieses Verdikt gegen die sanften natürlichen Mittel, die eher im Sinne der Gesundheit als gegen Krankheit wirken.

Tatsächlich fließt den Kassen ein riesiges Beitragsvolumen in Milliardenhöhe von ihren Versicherten und deren Arbeitgebern zu, sodass sie nach Abzug jährlich steigender Verwaltungskosten (zurzeit rund 10 %) mit einer Fülle von Abfragen, Bewertungen, Richtlinien, Codierungen, Ausschüssen, Programmen, Rabattverträgen, Zahlung zum Risikostrukturausgleich usw. verwalten.

Was von den Beiträgen dann noch übrig bleibt, kommt der Behandlung ihrer Versicherten zugute.

Staatsschulden, medizinische und soziale Grundsicherung

Vor allem wurde an der Basismedizin, der Grundversorgung, gespart. Die hausärztliche Therapie und Betreuung wird mit einer Pauschale von 13 € pro Monat bis zum 60. Lebensjahr, danach etwas höher, als Discounttarif abgegolten, der nicht zu unterbieten ist.

Die übrigen Finanzmittel werden für die hoch spezialisierte Medizin eingesetzt, wodurch kein Zuwachs an Gesundheit entsteht, sondern – wie Aldous Huxley prognostizierte – das Gegenteil: der Verlust an Gesundheit.

Um Mittel für höhere Ausgaben bereitzustellen, mussten nur die Einnahmen (Beiträge, Steuern) erhöht und dazu noch Kredite (Staatsschulden) aufgenommen werden.

Die Schuldenlast des Staates stieg an. Um diese zu tilgen, müssten zehn Generationen unserer Kinder und Kindeskinder mehr als die Hälfte ihrer Löhne/Arbeitsleistung abgeben!

Dabei wird aber der Beitragssatz der Krankenkassen auf 52 % nach 14,9 % im Jahr 2010 und 15,5 % ab 1.1.2011 ansteigen (Deutsches Ärzteblatt, Jahrgang 207, Heft 49, S. 2432).

Immerhin wird das Brot und auch eine Hotelübernachtung mit einem ermäßigten Mehrwertsteuersatz belegt. Auf Arzneimittel wird jedoch die maximale Mehrwertsteuer erhoben.

Unverzichtbar ist in der heutigen Zeit mit vielen dubiosen Angeboten und Verunsicherungen jedoch die regelmäßige, kompetente allgemeinmedizinische und/oder basischirurgische Beratung und Betreuung. Weiterhin ist die konsequente Anwendung bewährter Heilpflanzen die unentbehrliche Grundlage körperlicher Gesundheit. Damit kann der Fortschritt mit all seinen problematischen Auswirkungen vielleicht besser ertragen werden. Zu dieser Grundlage gehört auch die **Basenspritze**.

Die Journalistin Ulrike Herrmann hat eine Untersuchung des Mittelstandes vorgenommen: „Hurra, wir dürfen zahlen. Der Selbstbetrug der Mittelschicht" heißt ihr aufschlussreiches Buch.

Danach müsste die soziale Sicherung in diesem Land einen höheren Stellenwert eingeräumt bekommen. Die Politiker hätten ihr Versprechen, die Mittelschicht zu entlasten, nicht eingelöst.

Im Fernsehen wurde eine Familie des Mittelstandes vorgeführt, deren beide Töchter Zahnspangen haben mussten. Die Zuzahlung von je 300 €, also 600 € für beide Kinder, konnten die Eltern nicht aufbringen. Solche Zuzahlungen müssen gestrichen werden!

Die Gewinne sind gestiegen und die Löhne stagnieren. Das ist den Politikern seit Jahren bekannt. Bisher hat keine Regierung dagegengesteuert.

Schön, dass man die Reden der Politiker auf Band hat und sie im Fernsehen präsentiert bekommt. So wurde von Politikern verschiedener Parteien Folgendes dokumentiert: „Was wir vor den Wahlen versprechen, das halten wir auch!"

Inzwischen wissen wir, was wir davon halten können!

Politikversagen und Bankenkrise

Der Spitzensteuersatz wurde von 53 % auf 42 % gesenkt. Laut dem Fernsehsender Phoenix vom 7.9.2011 betragen die Verluste des Staates 50 Milliarden Euro pro Jahr durch diese Steuersenkungen.

Verteilung des Vermögens laut Phoenix:
> 10 % der Bevölkerung besitzen 67,0 %
>
> 20 % der Bevölkerung besitzen 30,1 %
>
> 70 % der Bevölkerung besitzen 8,8 %

In Berlin treffen sich mehrere Millionäre des Öfteren zur Diskussion. Sie wollen mehr Steuern zahlen, um die Staatsschulden zu entlasten. Sie sind für eine Institution Pro Vermögensabgabe, die für soziale Gerechtigkeit eintritt, damit eine Umverteilung stattfindet. Arme sollen nicht mehr Flaschen sammeln müssen, um an ein wenig Geld zu kommen, damit sie satt werden.

Sie sagen: Der Niedriglohnsektor und Hartz IV müssen weg!

Zu diesem Thema – Mehr Steuern zahlen! – haben sich auch die Inhaber der Firmen Liqui Moly und Trigema geäußert.

Die Millionäre, die sich in Berlin treffen, wollen anonym bleiben.

Zu dem Ausspruch der Politiker „Wer spenden will, kann es ja freiwillig tun" sagen sie, und das mit Recht: Wenn, dann alle! Ein Gesetz muss her.

Im Übrigen war 2008 die Bankenkrise. Im Jahr 2011 floss das Geld durch erhöhte Zinsen wieder an die Banken zurück. Es wird bis zur nächsten Bankenkrise weiter gezockt werden – das sagen Fachleute jetzt schon voraus.

In den Nachrichten vom 19.11.2011 im ZDF wurde Folgendes bekannt gegeben: Ampullen für die vorausgesagte Pandemie der Schweinegrippe im Wert von 130 Millionen Euro müssen wegen des Verfallsdatums vernichtet werden.

Hier hat wieder die Politik versagt, die sich durch die Lobbyisten hat hereinlegen lassen, und die Steuerzahler müssen dafür bluten.

Privatwirtschaftlich hätte man einen Vertrag geschlossen, wonach nur die verbrauchten Ampullen hätten bezahlt werden müssen. Warum hält das nicht auch der Staat so?

Ich habe mich immer gewundert, warum die Politik nicht die reichen Leute stärker besteuert, um die Staatsschulden in Billionenhöhe zu tilgen, um Zinsen in Millionenhöhe zu sparen und mit dieser Ersparnis soziale Aufgaben besser zu bedienen. Zumal es – wie bereits erwähnt – Millionäre und Milliardäre gibt, die ihren Willen bekundet haben, wenn ein Gesetz käme, nach dem alle Millionäre höher belastet würden, sich gern daran beteiligen zu wollen. Ja, dass sie es sogar für richtig und sinnvoll halten.

Parteienspenden – Steuerhinterziehung

Wenn die Politiker sich von den Reichen ein Darlehen von 500.000,00 € geben lassen und ferner die Urlaubsvillen dieser Unternehmer zwecks Urlaub benutzen, dann müssen sie sich bei ihnen lieb Kind machen.

Das Gleiche gilt für die Politiker, die in dem Wahlkreis der Waffenfirmen wohnen. Hier wird gekungelt. Die Politiker sorgen für die Auslandsausfuhren der Gewehre und die Waffenfirma für Parteispenden. Eine Hand wäscht die andere. Dabei ist es diesen Leuten auch egal, wenn beim Arabischen Frühling Tausende Menschen getötet werden (in Syrien allein bis Juli 2013 über 100.000 Menschen).

Welche Politiker sind noch glaubwürdig, wenn sie in der Banken- und Euro-Krise die normalen Bürger, den Mittelstand und die Rentner zur Kasse bitten? Und das ist in allen europäischen Staaten das Gleiche, es wird nicht denen das Geld abgenommen, die am meisten, sondern denen, die am wenigsten haben.

Folgender Beitrag „Eiersuche – Das Wort der Woche im politischen Berlin" von Georg Schirmbeck ist der Osnabrücker Sonntagszeitung vom 08.04.2012 entnommen:

„… Goldene Kuckuckseier werden heute noch gerne in der Schweiz versteckt. Um die steuerliche Abgabe zu umgehen, lagern Milliardenvermögen deutscher Bundesbürger auf anonymen Schweizer Nummernkonten. So schließt sich der Kreis. Genauso wenig, wie man in Nachbars Garten nach Ostereiern sucht, sollten sich aber auch deutsche Steuerfahnder in der Schweiz zurückhalten. Gesetze brechen, Hehlerware besorgen und dieses dann noch mit dem Bundesverdienstkreuz auszeichnen? Das darf nicht unser Anspruch sein. Ich wünsche Ihnen schöne Ostertage und viel Erfolg bei der Eiersuche – im eigenen Garten."

Schirmbeck ist Abgeordneter des Bundestages. Seine o. a. Ansicht ist weder christlich noch sozial. Es passt zu dem Motto: Man nimmt seinen Freunden und Wahl-Spendengebern nicht das Geld weg. Dann nehmen wir doch lieber denen das Geld weg, von denen wir nichts haben.

Verbrecher sind die Steuerfahnder – nach Schirmbeck. Für mich sind es Helden, die durchaus das Bundesverdienstkreuz verdient haben.

Wenn der Name Reichensteuer fällt, sagen die Politiker: Lasst keine Neiddiskussion aufkommen. Damit kann man die Sache am schnellsten abwürgen, denn wer möchte schon neidisch sein?

Ich möchte einen neuen Begriff in die Waagschale werfen: **Sozialbeitrag der Reichen!**

Gesundheitssystem in der Sackgasse

Kann man keine Politik für das Volk machen? Die jungen Leute brauchen Sicherheit, damit sie eine Familie mit Kindern gründen können.

Wenn jeder Erwachsene (ebenfalls die Privatversicherten) 19 % Sozialbetrag auf alle Einnahmen, auch Zinsgewinne, Mieten usw. leisten würden, könnte man auf die Zusatzbeträge wie z. B. Zuzahlung bei Medikamenten bei den Ersatzkassenversicherten verzichten. Jeder könnte wieder auf Krankenschein zum Zahnarzt gehen und die sozial schwachen Menschen brauchten nicht mit Zahnlücken herumzulaufen.

Es gibt zwar Millionäre, die acht Millionen Euro am Fiskus vorbei nach Liechtenstein schleppen, aber es gibt ja auch anerkennenswert engagierte Millionäre, die sich geäußert haben, dass sie sich zu Sonderabgaben gern bereit erklären würden.

Ein Prozent pro Million Euro für die Rückzahlung der Staatsschulden und für Kindergärten, Schulen und Universitäten, das würden auch Millionäre als soziale Tat mitmachen.

Das letzte Hemd hat keine Taschen.

Der „Eintritt" beim Arzt von zehn Euro wurde endlich zum 1.1.2013 abgeschafft; aber nur weil die Koalitionspartei dafür ein Elterngeld bekam, für Eltern, die ihre Kinder nicht in die Kita geben! Man hoffte damit auf Wählerstimmen. So wird Politik gemacht! Wie im Kindergarten: Bekomme ich deine Puppe, kriegst du meinen roten Ball!

Die Praxisgebühr wurde nicht aus Vernunft, sondern aus parteipolitischen Gründen zurückgenommen. Es standen zwei Wahlen an: eine Landtagswahl und eine Bundestagswahl.

US-Milliardär: Mehr Steuern für Superreiche – Sozialstaat

Aus der Neuen Osnabrücker Zeitung vom 16.08.2011:

> **US-Milliardär: Mehr Steuern für Superreiche**
>
> Der US-Milliardär Warren Buffett hat sich mit Blick auf das dramatische Staatsdefizit in den USA für höhere Steuern für die Superreichen ausgesprochen. In einem Beitrag für die New York Times schrieb Buffett gestern, er würde die Steuern für alle Haushalte mit einem zu versteuernden Einkommen von mehr als einer Million Dollar (rund 700.000 Euro) im Jahr sofort erhöhen. Einen weiteren Zuschlag würde er für jene erheben, die mehr als zehn Millionen Dollar jährlich verdienen. Seine superreichen Freunde seien vom Kongress lange genug verhätschelt worden und es sei an der Zeit, dass die Regierung Ernst damit mache, von allen ein Opfer für die Überwindung der Krise zu verlangen. Mit vielen Superreichen sei er persönlich gut bekannt und die meisten hätten nichts gegen höhere Steuern.

Sich sozial zu engagieren bringt auch Freude und Stolz.

Die Regelung der Sozialbeträge und der Krankenkassen muss so neutral ausfallen, dass die nächste Regierung nicht wieder alles ändert.

Es muss eine soziale Sicherheit im Staate eintreten!

Letztlich ist es dem Pflichtversicherten egal, ob es eine Zweiklassenmedizin gibt und der Privatpatient eine bessere Unterbringung bekommt. Er zahlt höhere Beiträge und deshalb sei es ihm vergönnt.

Den Pflichtversicherten interessiert, ob er weniger belastet wird. Die Zuzahlungen müssen gestrichen werden! Das nützt ihm mehr!

Man kann nicht von einer Neidgesellschaft reden – das ist nur eine Ablenkung von der Wirklichkeit. Dieser konkreten Wirklichkeit muss man ins Auge sehen!

Wenn wir den Sozialstaat aufrechterhalten wollen – und das müssen wir um des sozialen Friedens willen –, dann müssen sich alle daran beteiligen!

Pflegeversicherung – Schon wieder höhere Belastung des Einzelnen

Adolf Bauer, der Präsident des Sozialverbandes Deutschland e. V., sagt, die Reform der Pflegeversicherung, die erneut reformiert werden soll, dürfe nicht an der Lebensrealität vorbeiziehen.

Gute Pflege ist in erster Linie eine Frage der Menschenwürde.

Es ist menschlich, in den eigenen vier Wänden selbstbestimmt leben zu wollen.

Gute Pflege darf aber auch nicht vom finanziellen Spielraum der Betroffenen abhängen. Deshalb erteilt der Sozialverband Deutschland kapitalgedeckten Zusatzversicherungen eine klare Absage. Die erforderlichen Mittel sind vorhanden. Es kommt aber darauf an, sie gerecht zu verteilen.

Notwendig ist ein umfassendes Konzept, das auf einer solidarischen Finanzierung beruht und langfristig trägt. Deshalb fordert der Sozialverband Deutschland den Ausbau der gesetzlichen Pflegeversicherung zu einer paritätisch finanzierten Pflege-Bürgerversicherung, die keinen außen vor lässt. Im Vordergrund der Betrachtung sieht Bauer keine andere Finanzierungsreform als die von allen für alle.

154 Krankenkassen

Wie viele Krankenkassen braucht ein Bürger? Zwei oder drei? Eine für den gesetzlichen Rahmen, eine für gewünschte Zusatzleistungen und eine für die Zahnbehandlung?

Wieso haben wir dann derzeit laut Wikipedia (Abruf 2013) immer noch 154 Krankenkassen in diesem Land? Mit 154 Aufsichtsräten, mal Faktor drei oder mehr Direktoren, entsprechenden Sekretariaten, Dienstfahrzeugen und Räumlichkeiten.

Wenn man davon ausgeht, dass zehn Kassen reichen würden und somit 144 eingespart werden könnten, wären das alleine an Lohnkosten über vier Millionen Euro im Monat, also über 48 Millionen Euro im Jahr, die allein bei diesen Direktoren eingespart werden könnten. Ob das mal drei oder mal fünf möglich ist, wäre wert, überdacht zu werden.

Bankenpolitik und Lobbyisten

Für die Bankenrettung wurden zig Milliarden Euro bereitgestellt. Man hätte die Sparer retten müssen und nicht die Banken.

Jeder Sparer hätte das Geld auf seinem Sparbuch vom Staat bekommen (durch eine staatliche Abwicklungsstelle) und hätte es an eine solvente Sparkasse überwiesen. Die betreffende Bank hätte man in die Insolvenz gehen lassen müssen. Am besten hätte man die Manager und Vorstände in die Haftung genommen, damit derartiges nie wieder passiert.

Jetzt treiben die geretteten Banken das gleiche Spiel weiter und die nächste Pleite wird schon von Fachleuten vorausgesagt.

Auch Staaten kommen unter einen Rettungsschirm, müssen aber horrende Zinsen zahlen und die Wirtschaft schrumpft.

Während hier zig Milliarden Euro zum Fenster hinausgeworfen werden, die nur wenigen zugute kommen (besonders den Banken), und die Schere zwischen Arm und Reich immer größer wird, kommen beim derzeitigen Gesundheitsminister Gedanken auf, die Pflegeversicherung durch Zusatzversicherungen zu erhöhen. Das trifft wieder die Kleinen!

Der Verkehrsminister arbeitet an einer Pkw-Maut, obwohl die Kanzlerin sagt, nach ihr gebe es keine Pkw-Maut.

Das E10-Benzin will kein Pkw-Fahrer tanken, teils als Boykott gegen Raubbau von Ackerflächen, teils aus berechtigter Angst, der Motor könnte kaputt gehen.

Wegen Strafzahlungen der Ölmultis wird schon jetzt im Voraus von der Kraftstofflobby ein Aufpreis von zwei Cent erhoben. Ich vermisse den Protest der Politiker!

Die Politik ist in den letzten zehn Jahren völlig aus den Fugen geraten. Es wurde noch nie so viel politischer Mist gebaut. Der gesunde Menschenverstand kommt zu kurz. Gibt es auch in Deutschland nur korrupte Politiker, die der Lobby zuarbeiten?

Kein Wunder, dass es im Gesundheitswesen auch drunter und drüber geht und keine ausreichenden Mittel für Soziales vorhanden sind.

Der Ökonom Max Otte, bekannt als Crash-Prophet, hatte in seinem Buch Jahre zuvor den Banken-Crash vorausgesagt. Kein Politiker hat auf ihn gehört. Der Bankenzusammenbruch ist gekommen.

Jetzt mahnt er wieder: „Wenn wir diesmal nachgeben, dann scheitert vielleicht nicht Europa, aber dann scheitert Deutschland. Dann können wir Deutschland als eigenständige politische Einheit vergessen und die Vermögen würden entwertet."

Stellen wir uns also vorsichtshalber auf eine Geldentwertung ein, denn ich glaube nicht an profilierte Politiker.

Der BGH hat die Schadenersatzklage der Lehman-Brothers-Geschädigten abgewiesen. Die Bank habe die Beratungspflicht nicht verletzt.

Recht haben und Recht kriegen sind zweierlei Schuhe. Vor Gericht braucht man handfeste Beweise oder gute Zeugen.

Kein Bankenfachmann sagt, wenn er ein gutes Geschäft für die Bank abklären will oder muss: „Es kann aber sein, dass Sie bei der Anlage Ihr ganzes Geld verlieren."

Zwar ist das dem Gericht bekannt, aber der Geschädigte muss es beweisen können.

Sind alle Politiker korrupt?

Ein Bekannter, der zugleich Stadtabgeordneter ist, sagte zu mir: „Alle Abgeordneten sind korrupt!"

Ich fragte: „Sie auch?"

„Nein", sagte er, „ich habe den Bürgermeister im Rücken und der unterstützt mich!"

Bei einem späteren Zusammentreffen sagte er mir: „Man hatte mich aus allen Ausschüssen hinausgeworfen, weil ich diese Korruptheit nicht mitmachen wollte. Daraufhin habe ich erklärt, dass ich mein Mandat niederlegen werde! Danach bin ich wieder in die Ausschüsse hineingekommen!"

Ich habe nicht weiter hinterfragt, wie es zu dieser Kehrtwende gekommen ist (ob eine Stimme in der Fraktion gefehlt hat oder was die Fraktion oder den Rat ansonsten dazu bewogen hat).

Mein Gedanke war: Wenn es schon in kleinen Gemeinden korrupt zugeht, wie mag es dann erst in den größeren Gremien und in dem größten Gremium, dem Bundestag, zugehen?

Brauchen wir eine Polizei speziell gegen Korruptheit?

Müssen Berühmtheiten in den Hungerstreik treten, wie es in Indien der Fall war?

Korrupte und überschuldete Staaten werden eines Tages in die Insolvenz gehen!

Nur, negative Wahrheiten will niemand zugeben!

Zur Korruption kann ich Folgendes aus Kenia berichten:

Unsere Urlaubsgruppe ist mit einem Jeep auf Safari. Der Fahrer ist zugleich unser Safarileiter.

Bevor wir in die Savanne kommen, fährt er zu einem Fluss.

Er sagt: „Seht ihr, da sollte eigentlich eine Brücke stehen. Deutschland hat dafür Millionen DM bereitgestellt. Aber plötzlich war das Geld weg; keiner weiß, wo die Millionen geblieben sind. Sie sind nie wieder aufgetaucht und so steht da keine Brücke."

Er fährt mit uns mehrere Kilometer weiter und dann sagt er: „Seht ihr, da steht eine Brücke, die haben die Japaner selbst gebaut. Die waren cleverer als die Deutschen und haben ihre Leute auch noch beschäftigt, während es die Deutschen trotz damals hoher Arbeitslosigkeit nicht fertiggebracht haben, die Brücke mit ihren Leuten zu bauen!"

Man hat, wie oft, das Geld zum Fenster hinausgeworfen!

Für Soziales und Gesundheit fehlen dann die Mittel!

Dann kommt eine Gesundheitsreform – von den Politikern maßgeschneidert – heraus, die von den Versicherten durch Zusatzbeiträge und Beitragserhöhungen finanziert werden muss.

Für mich hätte eine Reform den Namen verdient, wenn es für die Versicherten preisgünstiger geworden wäre.

Jetzt werden sich die Leser fragen, was all das oben Aufgeführte mit der Naturheilkunde und der **Basenspritze** zu tun hat. Sehr viel: Wenn den kleinen Leuten das Geld fehlt, sodass sie nur mit Mühe und Not über die Runden kommen, dann fehlt ihnen absolut das Geld für die Krankenbehandlung.

Mein Ansinnen ist es, dass sich jeder Kranke die beste Behandlung leisten kann, und dazu gehört auch die Behandlung mit der **Basenspritze**.

Die Forschung und die Anti-Acid-Methode

Es gibt nur ein Übel der Menschheit:
Die Unwissenheit.

(Sokrates, griechischer Philosoph,
469 v. Chr.–399 v. Chr.)

Die Therapeuten werden es nicht gerne hören, dass die meisten Krankheiten durch eine Azidose/Ansäuerung entstehen und folglich durch Abpuffern mit Basen kuriert werden können.

Wenn die Medizin als so einfach hingestellt wird, dann passt das nicht zu der Linie, die die Wissenschaft fährt, nämlich alles kompliziert zu machen.

Das fängt schon mit der Wertung an: Es gibt 37 Arten von Kopfschmerzen.

Vor über 40 Jahren hat man uns gesagt, dass der Krebs in einigen Jahren besiegt sei. Nichts ist passiert. Man will ja auch weiter Zuschüsse zur Forschung haben. Selbst Mildred Scheel, die sich so für die Geldsammlung für die Krebsforschung eingesetzt hat, ist letztlich an Krebs gestorben.

Jetzt wird uns suggeriert, die Gentechnik würde manche Krankheit besiegen helfen. Dadurch werden neue, Erfolg versprechende Ansätze der Krankheitsbekämpfung ins Abseits gedrängt.

Die Fakten, die in diesem Buch aufgezeichnet werden, sprechen weitgehend für sich.

Man muss es nur wollen! Oder der Kranke muss die Medizin dazu zwingen, indem er nach der Anti-Acid-Methode verlangt. Hartnäckig bleiben!

Basische Menschen sind nicht nur gesünder, sondern sehen auch besser aus. Sie haben eine glatte Haut, keine oder nur wenige kleine Falten, weniger Haarausfall und starke Fingernägel. Warum?

Die notwendigen Mineralien für Haare, Haut und Fingernägel sind in der basischen Nahrung (Obst und Gemüse) enthalten.

Das Gleiche gilt für die Osteoporose. Wenn der pH-Wert des Blutes wegen latenter oder metabolischer Azidose nicht bei 7,4 aufrechterhalten werden kann, holt sich der Körper aus den Knochen, Haaren, Haut und Fingernägeln die Mineralien heraus. Wenn er das nicht täte, würde das zum Tod führen. Aber alle organismischen Körper sind auf Lebenserhaltung ausgerichtet. Sie versuchen – so lange es eben geht – basisch zu bleiben.

Durch die von mir erdachte intravenöse Applikationsweise der Basen (Natriumhydrogencarbonat, Kalium, Calcium, Magnesium, evtl. Ringer-Lactatlösung) umgeht man eventuelle gastrointestinale Resorptionsstörungen. Diese Methode ist wesentlich wirksamer als die orale Applikation.

Von Fress- und Gesundheitswellen sowie Spaß- und Gesundheitsgesellschaft

In einem langen Leben gibt es immer wieder verschiedene Ereignisse oder Modeerscheinungen.

Es herrschten Krieg und Hungersnot. Essenszuteilung gab es auf Marken. Gerade so viel, dass man nicht verhungern konnte; aber satt war man nie; dafür waren aber fast alle gesund!

Dann kam die Währungsreform und mit dem neuen Geld, der D-Mark, waren plötzlich alle Regale in den Läden bis unters Dach voll. Damit kam die Fresswelle.

Alle wollten sich einmal richtig satt essen. Damit gab es mehr kranke Menschen.

Mit der Fresswelle kamen natürlich auch die Schlankheitskuren auf. In der Regenbogenpresse wurden wöchentlich neue Schlankheitskuren angepriesen.

Das kurioseste waren die Eier- und Steak-Kuren. Schon in vier Wochen schlank! hieß es. Man brauchte vier Wochen täglich wahlweise nur Eier oder Steak zu essen, und die Fette sollten nur so purzeln.

Immer wieder fielen die Korpulenten darauf herein.

Dabei gab es den Jo-Jo-Effekt. Nach der Kur wurde wieder wie vorher gegessen, genascht und geknabbert, besonders abends vor dem Fernseher. Und das alte Gewicht und noch mehr war nach kurzer Zeit wieder drauf.

Dabei gibt es nur eine Regel, wenn man nicht FDH machen will: Man muss täglich nur Obst und Gemüse essen (einen Teil davon als Rohkost), und das täglich bis zum Lebensende. Gemüse und Obst, wenn es nicht mit Fett und Mehl angedickt wird, hat so gut wie null Kalorien. Dabei ernährt man sich auch noch gesund, nämlich basisch!

Nach der Fresswelle kam die Gesundheitswelle. Es gehörte zum guten Ton, zum Heilpraktiker zu gehen. Gegen die Zivilisationskrankheiten hatte die Naturheilkunde einiges zu bieten.

Vorher waren es jährlich 30 Studierende pro Trimester, nun waren es 120 Studierende. Vorher waren in Osnabrück etwa sechs Heilpraktiker, dann erhöhte sich die Zahl auf 20 Heilpraktiker und heute kommen noch einmal mindestens 20 Heilpraktikerinnen dazu, die aber in der Regel Abendpraxen führen.

Heute teilt sich die Welle auf in Spaßgesellschaft für Menschen von 14 – 40 Jahren und in eine Gesundheitsgesellschaft für die über 50-Jährigen.

Die Spaßgesellschaft geht bis zum Komasaufen besonders junger Leute.

So erzählte mir mein Freund, der Rettungsassistent: „Da kamen zwei Männer mit einem dritten, ihrem Saufkumpan, über der Schulter angeschleppt. Sie hatten den Rettungsdienst gerufen."

Die Untersuchung ergab, dass er schon einige Zeit tot war!

Die jungen Männer hatten also ihren Kumpel schon eine ganze Weile tot mit sich herumgetragen.

Ein anderes Mal erzählte mir mein Freund: „Ich habe die russische Ärztin wiedergetroffen, die früher mit mir im Rettungsdienst war. Sie war bei ihrer Mutter in Russland zu Besuch gewesen; sie fährt immer einmal im Jahr dort hin. Und da wir uns über die gute Wirkung von Bicarbonat unterhalten haben, weil wir es zu der Zeit oft mit besten Erfahrungen benutzten, erklärte sie mir, in Russland bekämen die armen Leute Bicarbonat und die Reichen Kortison!"

Die Reichen bekommen das Kortison nicht, weil es besser ist als Natriumhydrogencarbonat, sondern weil es teurer ist und mehr daran verdient wird. Auch in Russland will man an der Krankheit verdienen.

Man hat ja auch in Deutschland die Erfahrung gemacht, dass Privatversicherte öfter operiert werden als Pflichtversicherte. Also ist es nicht unbedingt günstig, reich zu sein, denn Kortison hat Nebenwirkungen, Natriumhydrogencarbonat nicht. Im Gegenteil: Basen leisten einen Beitrag zur Gesundung.

Ohne Basen keine Gesundheit, ohne Basen kein Leben!

Ich wünschte mir in Deutschland eine Revolution der Gesundheit mit einfachen preisgünstigen Mitteln, mit der **Basenspritze**! Jeder Kranke ist dazu aufgerufen, die Medizin zu revolutionieren!

Es muss eine Bewegung vom Volk aus entstehen, welche eine Kostensenkung verlangt und die **Basenspritze** favorisiert.

Auch die Rose braucht Basen

Kein Gärtner würde auf die Idee kommen, eine Rose – die Königin der Blumen – in saure Erde, z. B. Torf, zu pflanzen. Die Rose wäre innerhalb eines Jahres tot.

Sollten wir Menschen uns nicht auch mit einer Rose vergleichen – wir wachsen und gesunden nur auf basischem Boden!

Die Rose wurde bedichtet und besungen – mehr als jede andere Blume. Goethe, ein Rosenliebhaber, schrieb das Lied „Sah ein Knab ein Röslein stehn".

Theodor Storm dichtete: So lange Rosen noch dein Herz erfreuen, dass es doch immer wieder Rosen gibt, das ist so tröstlich auf dieser Lebensreise.

Besonders schön finde ich ein Gedicht von Rainer Maria Rilke:

Erste Rosen erwachen,
und ihr Duften ist zag
wie ein leises Lachen;
flüchtig mit schwalbenflachen
Flügeln streift er den Tag;

…

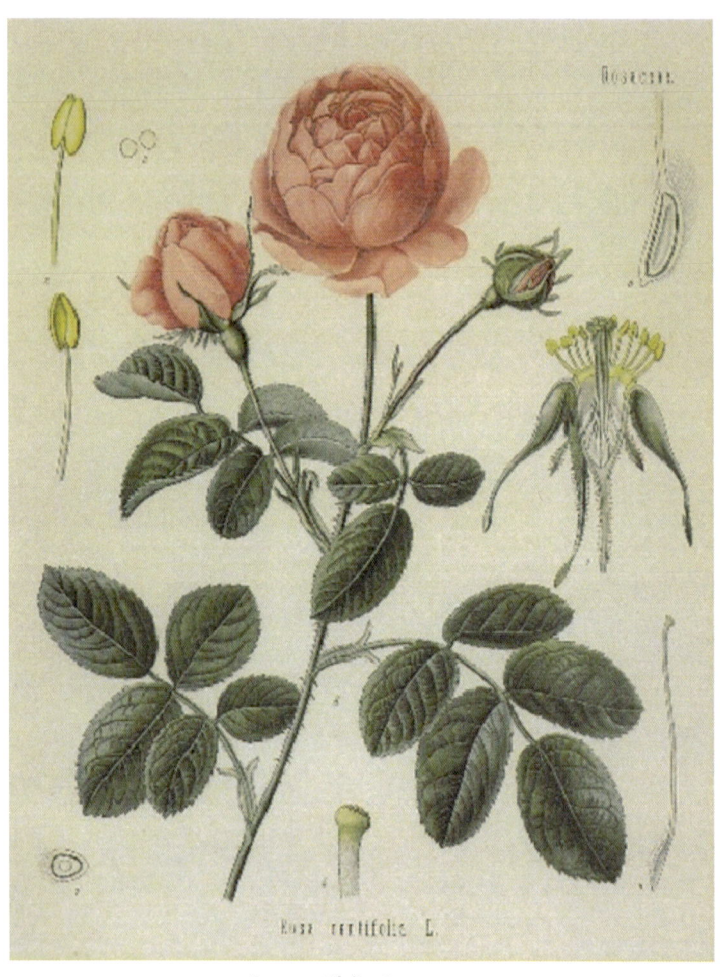

Rosa centifolia, Gartenrose

Anwendung als Massageöl, Duftbad, Parfüm und Seife. Seit Einführung der Waschlotionen und Cremeseifen ist die Duftseife „Rose centifolia" in Vergessenheit geraten.

Azidose – Basenspritze

Wenn die meisten Krankheiten durch eine Azidose entstehen, dann ist es doch logisch, den umgekehrten Weg zu beschreiben, die Krankheiten mit Basen zu bekämpfen, mit der **Basenspritze**!

Sie müssen umdenken, es lohnt sich! Sie gewinnen Ihre Gesundheit zurück.

Am meisten profitieren Kinder, wenn sie nach Absetzen der Muttermilch basisch, d. h. mit Obst und Gemüse (möglichst überwiegend als Rohkost) ernährt werden. Diese Kinder sind gesund und konzentriert, haben weniger oder gar keine Probleme in der Schule. Dazu gehört natürlich eine Ernährungskonsequenz!

Vielleicht macht die ganze Familie mit, Sie beugen eventuell Krankheiten vor, haben einen besseren Haarwuchs und weniger oder keine Falten. Sie können auch über Basen den Alterungsprozess aufhalten.

Also rechtzeitig vorbeugen. Und wussten Sie es nicht besser, weil Sie dieses Buch noch nicht gelesen hatten, dann können Sie Ihre Beschwerden immer noch durch die **Basenspritze** günstig beeinflussen.

An vielen Beispielen in diesem Buch haben Sie erfahren, dass die **Basenspritze** bei Schmerzen, Konzentrationsmangel, Demenz, Allergien, Neurodermitis usw., ja selbst bei psychischen Erkrankungen hilft.

Gehören Sie zu den Revolutionären der Gesundheit: Boxen Sie sich durch, dass Sie diese **Basenspritze** erhalten.

Den Behandler auf die Basenspritze ansprechen

Wenn Sie überzeugt sind, dass zwischen Ernährung und Gesundheit ein Zusammenhang besteht, dann sollten Sie sich basisch ernähren.

Doch wenn Sie schon krank sind, hilft das natürlich nicht. Selbst wenn Sie oral Basen einnehmen, wird es nicht reichen.

Die einzige Möglichkeit zum Erfolg zu kommen, ist dann die Anti-Acid-Methode, also das Abpuffern der Säuren mit Basen.

Sprechen Sie mit dem Behandler Ihres Vertrauens, ob Heilpraktiker/Heilpraktikerin oder Arzt/Ärztin und bitten Sie ihn/sie, diese Methode bei Ihnen anzuwenden.

Die Ärzte werden vielleicht, weil sie ausreichend Personal haben, anstatt einer Direktinfusion eine Tropfinfusion bevorzugen.

Dann würde der Arzt eine 100 ml Flasche Natriumhydrogencarbonat 8,4 % mittels Überleitungskanüle in eine 250 ml Flasche Isotone Kochsalzlösung 0,9 % geben, einen Sangofix in die Flasche stechen und die Flasche an den Infusionsständer hängen.

Dann wird er eine 250 ml Flasche Ringer-Lactatlösung bereitstellen und dieser mittels Spritze und 1,1-Kanüle Cormagnesin 200 hinzufügen (bei starker Spasmolyse, Zerrung oder sehr starken Schmerzen wird er Cormagnesin 400 bevorzugen). Calcitrans wird er erst in die Flasche geben, wenn sie entleert ist. Danach wird noch 20 ml isotonische Kochsalzlösung in die Flasche gegeben, damit der Sangofix vom Calciretard freigespült ist.

Eine Mischung von Magnesium und Calcium verringert die Wirkung.

Die Anti-Acid-Methode zum Wohle des Menschen

Ich hoffe, dass viele Behandler in Deutschland, aber auch in der Welt, nach dem Lesen dieses Buches die Anti-Acid-Methode, das Abpuffern der Säuren, zum Wohle ihrer Patienten anwenden werden.

Wenn Heilpraktiker/innen und Ärzte/innen dieses Buch gelesen haben, werden sie gern die Therapie **Basenspritze** anwenden, um ihre Patienten von Schmerzen und anderen Leiden zu befreien.

Damit vermeidet man ein Siechtum der Kranken und erreicht ein längeres, gesundes und glückliches Leben.

Gesundheit ist das höchste Gut!

Literatur

ADAC Motorwelt 6/2010: Wohl oder übel

Bachmann, G.: Die Akupunktur – eine Ordnungstherapie, Bd. 2, Haug Verlag Ulm/Donau 2. Auflage 1976

Barmer GEK Gesundheit konkret 2/2011: Deutschland ist Kernspin-Weltmeister

Blech, Jörg: Giftkur ohne Nutzen. Der Spiegel 41/2004

Bultmann, A.: Dialyse ade? – Bikarbonat als Alternative bei Nierenversagen. In: raum & zeit 170/2011

DAK-Magazin Gesundheitsreport fit! 1/2011: Psychische Erkrankungen nehmen zu

Der Heilpraktiker 4/2012: Dr. rer. nat. Oliver Ploss zum Thema Borreliose

Deutsches Ärzteblatt, Jahrgang 207, Heft 49, S. 2432

Herrmann, Ulrike: Hurra, wir dürfen zahlen. Der Selbstbetrug der Mittelschicht

Hobohm, Heinz-Uwe: Heilende Hitze: Ein Essay zur Immunabwehr des Krebses. BoD 2008

Köhlers Therapeuten-Service Nr. 12: Konventionelle Krebstherapie in der Sackgasse?

Neue Osnabrücker Zeitung v. 16.08.2011: US-Milliardär: Mehr Steuern für Superreiche

Osnabrücker Sonntagszeitung v. 08.04.2012: Eiersuche – Das Wort der Woche im politischen Berlin

Osnabrücker Sonntagszeitung v. 25.09.2011: Pflegeversicherung

Osnabrücker Sonntagszeitung v. 19. Juni 2011, Seite 9 Nr. 25: Wie viele Krankenkassen braucht der Bürger?

Ökonom Max Otte: Der Crash kommt; Ulstein-Taschenbuchverlag 2009

reform rundschau 14/2011, S. 17

reform rundschau 6/2010

Rein, H. u. Schneider, M.: Physiologie des Menschen. Springer Verlag, Berlin, Heidelberg, New York Neue Osnabrücker Zeitung vom 16.08.2011

book-on-demand ... Die Chance für neue Autoren!

Besuchen Sie uns im Internet unter www.book-on-demand.de
und unter www.facebook.com/bookondemand

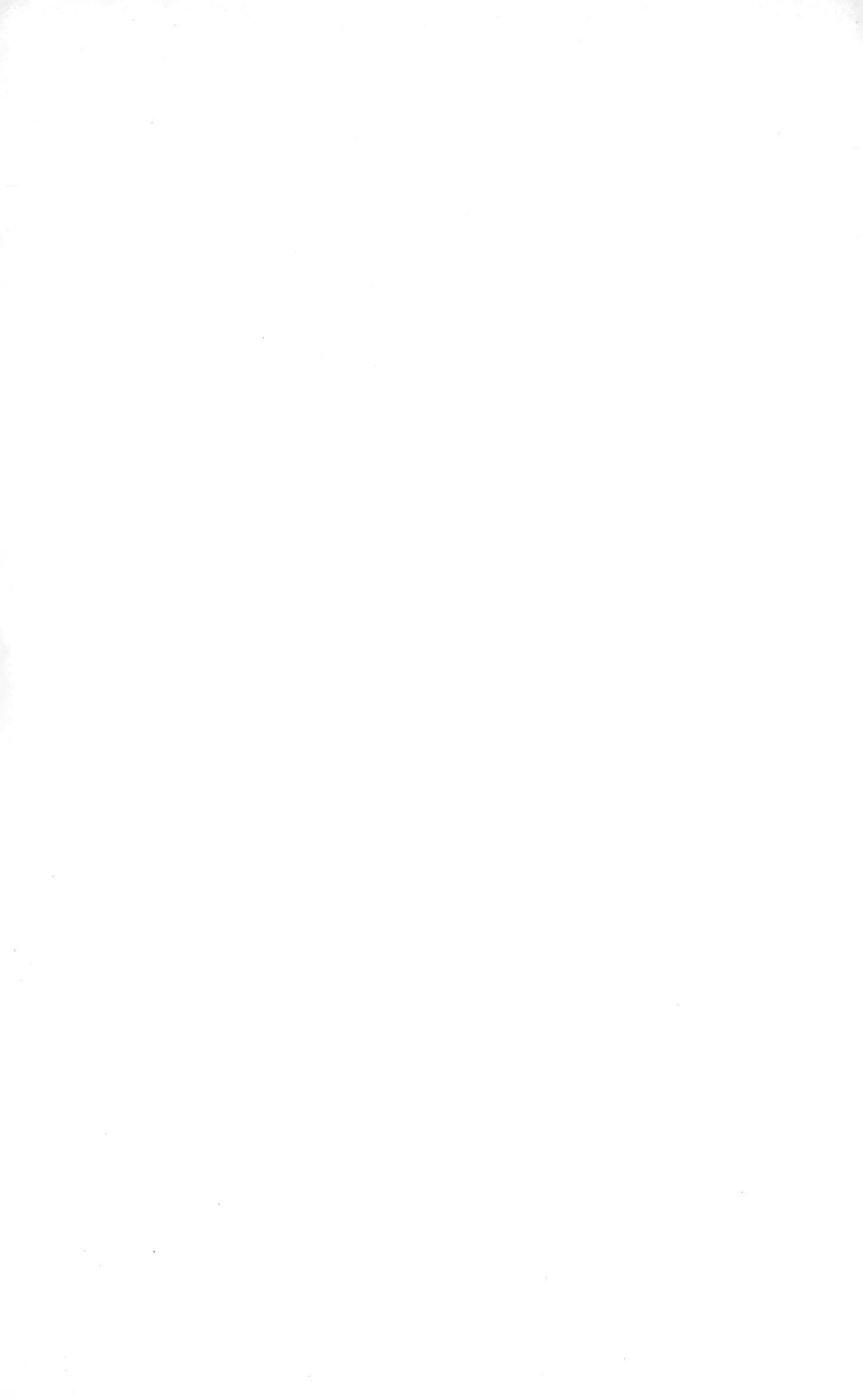